Liesel Polinski

PEKiP: Spiel und Bewegung mit Babys

Mehr als 100 Anregungen für das erste Jahr
Fotos: Horst Lichte

Rowohlt Taschenbuch Verlag

Dieses Buch wird herausgegeben von Bernhard Schön und Horst Speichert
Redaktion Bernhard Schön

9. Auflage Januar 2008

Erweiterte und überarbeitete Neuausgabe
Veröffentlicht im Rowohlt Taschenbuch Verlag,
Reinbek bei Hamburg, Juni 2001
Copyright © 2001 by Rowohlt Taschenbuch Verlag GmbH,
Reinbek bei Hamburg
Umschlaggestaltung Henning Dencks
(Foto: Image Bank / Britt Erlanson)
Fotos Horst Lichte, Hamburg
Zeichnungen Julia Beltz, Wiesbaden
Foto S. 2 Renate Engelhard
Layout Christine Lohmann
Satz Photina und Univers PostScript
Gesamtherstellung Clausen & Bosse, Leck
Printed in Germany
ISBN 978 3 499 60972 5

Alle Ratschläge sind von der Autorin sorgfältig geprüft und erwogen.
Irrtümer und Druckfehler sind vorbehalten.
Garantie und Haftungsansprüche jeder Art sind ausgeschlossen.

Inhalt

Einleitung   11
Das Prager-Eltern-Kind-Programm   14

Kapitel 1
Die neue Lebenssituation   17
Berufstätigkeit der Mutter   21
Die Bedeutung des Vaters   23
Bedürfnisse des Säuglings   24
Einklang finden   30

Kapitel 2
Kinder in der Entwicklung begleiten   33
Entwicklung des Säuglings   34
Die Welt kennen lernen   39
Beobachten des Babys und Beziehung aufnehmen   45
Leben ist Bewegung von Anfang an   50
Tragen und getragen werden   56
Tragetuch   65
Liegen auf dem Boden, in der Nähe von Mutter oder Vater   69

Kapitel 3
Anregungen zur Bewegung und zum Spielen im ersten Lebensjahr   80
Grundlagen des PEKiP   81
Voraussetzungen für das Spielen mit dem Kind   86
Weitere Anregungen für das erste Vierteljahr   89
Anregungen für das zweite Vierteljahr   108
Anregungen für das dritte Vierteljahr   132

Über das Sitzen   147
Wie sich Babys fortbewegen   157
Die Nachteile des Lauflerngeräts   163
Das vierte Vierteljahr   164
Anregungen für Fortbewegung
und Aufrichten   168
Anregungen zum Greifen, Halten,
Loslassen und für die Sprache   179
Vorschau auf das zweite Lebensjahr   196

Kapitel 4
Die Gruppenarbeit des «PEKiP»   198

Was die Gruppe den Eltern gibt   199
Was die Gruppe den Kindern gibt   205
Wie sieht ein PEKiP-Kurs in der Praxis aus?   208
Keine PEKiP-Gruppe in der Nähe?   209
Historische Entwicklung des PEKiP   210
Die Anfänge des PEKiP in der BRD   213

Literatur   217

Die Anregungen und Spiele

Erstes Vierteljahr
→ Den Füßen in der Bauchlage Widerstand geben   52
→ Einen Finger zum Festhalten reichen   54
→ Den Füßen in der Rückenlage Widerstand geben   55
→ Das Baby über die Seite hochnehmen   57
→ Tragen an der Schulter   60
→ Tragen vor dem Bauch   61
→ Tragen in der Rückenlage   62
→ Tragen in der Seitenlage   62
→ Tragen in der Bauchlage   64
→ Tragetuch   65
→ In Bauchlage miteinander sprechen   72
→ Das Baby auf unseren Körper legen   73

- Das Baby über einen Unterschenkel legen   74
- Kopf in Bauchlage mit Unterstützung heben   75
- Streicheln der Füße   77
- Streicheln des Babys   89
- Hände öffnen durch Streicheln   91
- Gesicht mit den Augen verfolgen   93
- Spielzeug verfolgen   93
- Spielzeug nach oben und unten bewegen   95
- Spielzeug im Kreis drehen   95
- Den Rücken streicheln   95
- Treten gegen einen Wasserball   96
- Abstoßen vom Wasserball   98
- Leichter Zug nach rechts und links   99
- Heben des Kopfes in der Bauchlage   101
- Ausruhen und spielen auf den Oberschenkeln der Mutter   103
- Kind über den Kopf heben   104
- Spielzeug «be-greifen»   105
- Schnur mit Gegenständen betrachten   106
- Kind in aufrechter Haltung nach rechts und links neigen   106

Zweites Vierteljahr
- Mit dem Baby plaudern   108
- Spielzeug in Bauchlage verfolgen und ergreifen   110
- Spielzeug vor das Kind legen   112
- Kind auf dem Schoß hopsen lassen   112
- Wasserball mit Händen greifen   114
- Gegen den Ball treten   114
- Greifen nach unseren Fingern und Füßen   115
- Drehen über die Seiten- in die Bauchlage   116
- Drehen in die Rückenlage   117
- Gegenstände begreifen   117
- Sich aus der Rückenlage hochziehen   119
- Spielen in aufrechter Haltung   121
- Kind über Oberschenkel legen   123
- Aus der Rücken- in die Bauchlage drehen   124
- Sich mit dem Baby unterhalten   126
- Rumpfkreisen   127
- Lehnen am Oberkörper   128
- Sich vom Wasserball bewusst abstoßen   128

- → Schnur mit Spielsachen über das Kind spannen   129
- → Spielen mit dem eigenen Körper   130
- → Tragetuch   131

Drittes Vierteljahr

- → Gegenstände benennen   133
- → Drehen in die Bauchlage   137
- → Baby auf den eigenen Körper legen und sich bewegen   137
- → Drehen um die eigene Achse   138
- → Die Entwicklung der Handgeschicklichkeit   140
- → Über die Körpermitte greifen   140
- → Verschiedene Greifmöglichkeiten   141
- → Spielzeug in einem flachen Behälter   142
- → Karton mit Loch   143
- → Jeder Hand des Kindes ein Spielzeug reichen   143
- → Sich nach hinten abstoßen   145
- → Spiel mit den Füßen   145
- → Nach oben greifen   146
- → Zug in den Sitz an Ringen   146
- → Seitlicher Ellbogenstütz   147
- → Dinge hinunterwerfen   151
- → Spielen mit rauen Gegenständen   152
- → Mit Bändern spielen   153
- → Hinunterklettern von unserem Körper   153
- → Guck-Guck-Spiele   153
- → Sich über der Mutter abstützen   159
- → Ursache und Wirkung erfahren   159
- → In Bauchlage auf erhöhte Fläche greifen   160
- → Vierfüßlerstand mit Unterstützung   160
- → Kind auf dem Schoß selbständig essen lassen   162
- → Becher auseinander ziehen   162

Viertes Vierteljahr

- → Aufrichten in den Kniestand   169
- → Aufrichten am Körper der Eltern   169
- → Krabbeln auf unterschiedlichen Oberflächen   169
- → Krabbeln auf schräger Ebene   170
- → Krabbeln zwischen Gegenständen   171
- → Durch Gegenstände krabbeln   171

- → Fangen spielen   172
- → Aus der Krabbelstellung hochgreifen   172
- → Spielen auf einer leicht erhöhten Ebene   172
- → An einer Stufe hinauf- und hinunterkrabbeln   173
- → Unterstützen beim Sich-Hinstellen   174
- → Aus dem Stand wieder in die Hocke gelangen   175
- → Gewichtsverlagerung von einem Fuß auf den anderen   176
- → Auf eine erhöhte Ebene klettern   176
- → Aufstehen an einer glatten Wand   176
- → Klettern auf einen Hocker mit Stufen   177
- → Stehen mit kleiner Hilfe   177
- → An einer Hand laufen   178
- → Erste selbständige Schritte   178
- → Gemeinsame Mahlzeiten   179
- → Mit Gebrauchsgegenständen hantieren   183
- → Benennen von Gegenständen   184
- → Papier zerreißen   184
- → Gefäße mit Wasser füllen   184
- → Schüsseln ein- und ausräumen   184
- → Schlüssel ausprobieren   185
- → Kochlöffel greifen   185
- → Zwei Bauklötze aufeinander stellen   185
- → Einen Gegenstand in eine Öffnung werfen   186
- → Einen Stab in ein Loch stecken   186
- → Gegenstände in dafür geformte Öffnungen werfen   187
- → Gegenstände ineinander stellen   187
- → Spielen mit leeren Kartons   188
- → Mit zerbrechlichen Gegenständen vertraut werden   189
- → Geben und nehmen   189
- → Ringe, durchbohrte Kugeln, Scheiben oder Würfel auf einen Stab stecken   190
- → Mit Bauklötzen bauen   190
- → Spielen mit Sand   190
- → Nachahmen   191
- → Versteckspiele   192
- → Tuch aus einer Dose ziehen   192
- → Kritzeln mit einem Stift   193
- → Worte wiederholen und variieren   193
- → Bilderbuch betrachten   195
- → Kleine Dinge greifen   195

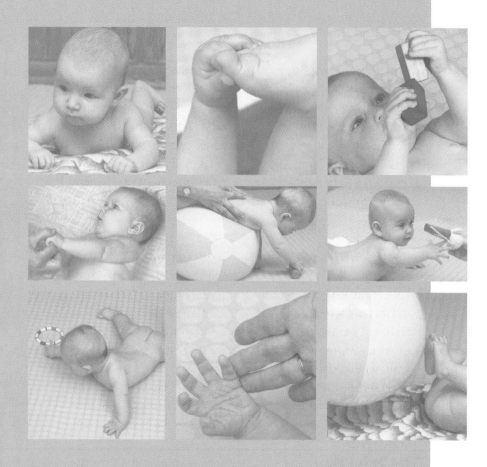

Einleitung

Liebe Leserin, lieber Leser,

mit diesem Buch möchte ich Sie ermuntern, sich intensiver auf die Entwicklung Ihres Babys einzulassen, sie bewusst zu erleben und gemeinsam zu wachsen. Dabei spreche ich nicht nur die Mütter an, die sich hauptsächlich um die Pflege und Erziehung ihrer Kinder kümmern, sondern auch die Väter, Großeltern und weitere Bezugspersonen, die den Säugling in seiner Entwicklung begleiten. Der Einfachheit halber rede ich in diesem Buch von Müttern und bitte Väter, Großeltern und andere um Verständnis. Ich wünsche mir, dass sie sich trotzdem angesprochen fühlen!

Sie haben sicherlich schon festgestellt, dass sich Kinder durch ihre eigene Art unterschiedlich und verschieden schnell entwickeln. Vielleicht verläuft gerade die Entwicklung Ihres Kindes anders, als ich sie beschrieben habe, oder Sie beobachten, dass sich das Kind in Ihrer Nachbarschaft anders entwickelt. Auch das kann normal sein.

Dieses Buch will Sie anregen, intensiv mit Ihrem Kind in Kontakt zu treten, es in seiner gesamten Entwicklung zu unterstützen, ihm dabei aber seine ganz persönliche Art und Zeit zu lassen.

Ich wünsche Ihnen und Ihrem Baby, dass Sie sich täglich mindestens fünfzehn Minuten Zeit füreinander nehmen, ohne dass Ihr Baby Ihre Fürsorge fordert, um miteinander zu schmusen und die beschriebenen Spiele auszuprobieren.

Seit 25 Jahren beschäftige ich mich als Sozialarbeiterin mit der Entwicklungsbegleitung von Säuglingen und ihren Eltern. Ich bin immer wieder aufs Neue fasziniert zu erleben, wie sicher Babys wissen, was ihrer Entwicklung gut tut und was sie leisten wollen, wenn man sie nur lässt.

Durch den jahrelangen Kontakt mit Säuglingen und ihren Eltern habe ich gelernt, differenzierter zu beobachten, mich auf neue Situationen und Menschen einzulassen, mit ihnen in intensiven Kontakt zu treten und ständig Neues zu lernen.

Es ist nicht immer einfach, die Bedürfnisse der Babys wahrzunehmen, aber wenn Sie Ihr Baby genau beobachten, werden Sie sicherlich bald die «Sprache» und andere Ausdrucksformen Ihres Kindes verstehen.

In dem vorliegenden Buch gebe ich im Wesentlichen praxisbezogene Anregungen. Theoretische Hintergründe stelle ich nur so weit dar, wie sie zum Verständnis notwendig sind.

Der Aufbau meines Buches orientiert sich an der altersgemäßen Entwicklung des Babys und seinen Eltern. Zunächst beschreibe ich die Situation junger Familien nach der Geburt und schildere die Realität und Bedürfnisse des Säuglings. Dann versuche ich Lösungsmöglichkeiten aufzuzeigen, wie unterschiedliche Bedürfnisse von Eltern und Babys in «Einklang» gebracht werden können.

Mein Hauptanliegen stelle ich in den Kapiteln 2 und 3 dar. Ich zeige Ihnen Möglichkeiten auf, wie Sie Ihr Baby in seiner Entwicklung begleiten und unterstützen können, und gebe Ihnen Anregungen für gemeinsame Spiele. Durch das gemeinsame Tun lernen Sie Ihre Kinder und Ihre Kinder Sie immer besser kennen, was zur Folge hat, dass das Zusammenspielen, -sprechen und -leben besser aufeinander eingestellt werden können und es hoffentlich nicht dazu kommt, dass Sie nur noch zehn Minuten am Tag für Ihre Kinder Zeit haben, wie die meisten Eltern heute laut neueren Untersuchungen.

Das Prager-Eltern-Kind-Programm (PEKiP®) ist eine Gruppenarbeit für Eltern mit ihren Babys im ersten Lebensjahr. Dieses Buch gibt den Eltern, die eine PEKiP-Gruppe besuchen, die Möglichkeit, die Spiele zu Hause auch nachzulesen. Da jedoch nicht überall solche Gruppen bestehen und oft die Nachfrage größer als das Angebot ist, können Sie das Buch nutzen, um zu Hause allein oder mit anderen Eltern mit diesen Spielen den Kindern Freude zu machen.

Das Buch beginnt mit einem eher theoretischen Teil. Vielleicht blättern Sie einfach einige Seiten weiter, schauen sich die Bilder an, lesen die eine oder andere Anregung, die jeweils mit einer gelben Überschrift und diesem Zeichen ⚘ versehen ist, und probieren sie mit Ihrem Baby aus. Ich wünsche Ihnen viel Freude beim gemeinsamen Spiel.

Einleitung

Danken möchte ich Professor Dr. Christa Ruppelt, von der ich das Wesentliche über Säuglinge, ihre Entwicklung und Möglichkeiten der Entwicklungsbegleitung für sie und ihre Eltern gelernt habe. Prof. Dr. Hans Ruppelt (1935–1987) unterstützte die PEKiP-Arbeit durch wissenschaftliche Begleitforschung, so z. B. zum Thema der Kontakte der Kinder untereinander, und durch zahlreiche Veröffentlichungen zum PEKiP.

Ich bin froh, dieses Konzept mit einer Gruppe von engagierten Pädagoginnen vorantreiben zu können. Herausheben möchte ich dabei Kristine Kühnel-Gröbert und Erika Roch, die mir Mut gemacht haben, dieses Buch zu schreiben, und mir zum Manuskript viele gute Tipps gegeben haben.

Meinem Lektor Bernhard Schön möchte ich dafür danken, dass er mir ermöglichte, bei der Neuauflage den neuesten wissenschaftlichen Stand des PEKiP zu berücksichtigen, und mich auch beim Fototermin hilfreich unterstützt hat. Dank auch an den Fotografen Horst Lichte, der bei den Aufnahmen in der evangelischen Familienbildungsstätte in Pinneberg in dem warmen Raum manchen Schweißtropfen gelassen hat. Mein besonderer Dank gilt der Samstag-Morgen-Väter-PEKiP-Gruppe und den anderen Eltern, die sich mit ihren Kindern am Wochenende auf den Weg gemacht hatten, damit die Fotos entstehen konnten. Der Fachbereichsleiterin Maren Kohn und den PEKiP-Gruppenleiterinnen der ev. Familienbildungsstätte Kirsten Harnisch-Eckert, Pia Thomsen-Poth, Martina Krautz und Andrea Sörensen danke ich herzlich, dass die Fotos dort entstehen konnten.

Besonders danke ich meinen Kindern, durch die ich viel mit und über Kinder lernen durfte und die in mir das Interesse und die Freude an kleinen Kindern wachsen ließen. Meinem Mann danke ich, dass er mir immer wieder Mut zugesprochen hat, dieses Buch trotz mancher Zweifel und großem Arbeitsdruck (Öffentlichkeitsarbeit, Fortbildungen für PEKiP-Gruppenleiterinnen, eigene PEKiP-Gruppen) zu schreiben.

Liesel Polinski

Das Prager-Eltern-Kind-Programm (PEKiP®)

Seit seinen Anfängen im Jahre 1973 wird das Prager-Eltern-Kind-Programm immer stärker nachgefragt. Bis zum Jahr 2000 wurden mehr als 2300 PEKiP-Gruppenleiterinnen und einige -Gruppenleiter ausgebildet, von denen ca. 1600 aktiv sind. Sie bieten Gruppen an, in denen sich Eltern mit ihren Kindern im gemeinsamen Spiel ausprobieren und entwickeln. Die Nachfrage nach PEKiP-Gruppen ist so groß, dass oft die Plätze für die Eltern nicht ausreichen.

In diesem Buch beschreibe ich Ziele und Methoden des PEKiP und stelle über 100 Anregungen vor, damit Eltern auch unabhängig von einer Gruppe ihre kleinen Kinder in der Entwicklung unterstützen können. Im PEKiP werden dem Kind Anregungen angeboten, die ihm die Möglichkeit geben, Neues auszuprobieren und seinen Bewegungs- und Handlungsradius zu erweitern. Unser Handwerkszeug sind das Beobachten der Kinder, die Interaktion zwischen Eltern und Kind, die Möglichkeit der Kinder, sich frei zu bewegen, die Raumgestaltung und das Spielangebot.

In den folgenden Kapiteln erhalten Eltern Anregungen für den Umgang mit ihrem Baby. Es werden Wege aufgezeigt, wie sie mit anderen Eltern in Kontakt treten können, um gemeinsam Fragen zu ihrer Lebenssituation und der Entwicklung ihrer Kinder zu besprechen.

In Kapitel 4 finden Sie Informationen über die PEKiP-Gruppe und wie die Arbeit entstanden ist. Die Standards des PEKiP e.V. zur Gruppenarbeit basieren auf jahrelanger Erfahrung und wissenschaftlicher Begleitforschung von Prof. Dr. Hans Ruppelt und Dr. Dana Kubani. Die PEKiP-Gruppen sollen diesen Standards entsprechen – mehr Teilnehmende beispielsweise würden die Kinder überfordern, bei kürzeren Kurszeiten gäbe es nicht die nötige Ruhe.

DIE ZIELE DES PRAGER-ELTERN-KIND-PROGRAMMS

1. Die Eltern-Kind-Beziehung fördern

Das PEKiP unterstützt den Aufbau einer positiven Beziehung zwischen Eltern und Kind durch gemeinsames Erleben von Bewegung, Spiel und Freude.

Die Eltern werden zu gezielter Beobachtung ihrer Kinder angeregt, wodurch sie deren Bedürfnisse besser wahrnehmen und angemessen darauf reagieren können.

Es werden durch praktische Anwendung wissenschaftlicher Erkenntnisse der Umgang mit dem Säugling und die Elternfähigkeit gefördert. Die Gruppenarbeit beginnt bereits ab der vierten bis sechsten Lebenswoche und beinhaltet eine Entwicklungsbegleitung für das gesamte erste Lebensjahr.

2. Das Kind in seiner Entwicklung unterstützen

Das Baby ist kompetent, eigenständig Tempo, Wege und Ziele seiner Entwicklung zu bestimmen.

Die Bewegungsspiele stellen eine aktivierende Lernform dar, in der das Baby mit seinen Kompetenzen und Bedürfnissen das Spielangebot bestimmt. Es werden dem Kind in diesem frühen Alter altersentsprechende ganzheitliche Bewegungs- und Spielanregungen vermittelt, die helfen, seine Fähigkeiten und Stärken zu entdecken und auszuprobieren.

3. Erfahrungsaustausch der Eltern untereinander fördern

Das PEKiP bietet den teilnehmenden Erwachsenen in der Gruppe die Chance, sich einen Hintergrund für viele wichtige Erziehungsentscheidungen zu schaffen. Es werden intensiv Erfahrungen über Erlebnisse mit dem Kind ausgetauscht, sodass mit diesem situations- und erfahrungsbezogenen Ansatz eine praktische Weiterbildung der Eltern möglich wird.

4. Kontakte der Kinder untereinander unterstützen

Das PEKiP bietet Kindern im ersten Lebensjahr die Möglichkeit, mit Gleichaltrigen zusammen zu sein und erste soziale Kontakte im Beisein ihrer Eltern zu knüpfen. Durch die regelmäßigen Treffen im ersten Lebensjahr entsteht auch Vertrautheit der Babys zu anderen Erwachsenen.

STANDARDS DER PEKIP-GRUPPENARBEIT

Eine PEKiP-Gruppe besteht aus sechs bis acht Erwachsenen und deren möglichst gleichaltrigen Babys.

Sie beginnt ab der 4.–6. Lebenswoche der Babys. Es ist auch möglich, mit älteren Babys zu beginnen.

Die Entwicklungsbegleitung erstreckt sich über das gesamte erste Lebensjahr.

Die Treffen finden einmal in der Woche für 90 Minuten vor- oder nachmittags statt, wobei das An- und Ausziehen der Babys Teil der Gruppentreffen ist.

Die Babys sind während der Spielzeit nackt.

Die Gruppenarbeit wird in einem genügend großen, warmen, sauberen Raum durchgeführt.

Die PEKiP-Anregungen stehen im Mittelpunkt der Gruppenarbeit. Sie ermöglichen eine entwicklungsentsprechende Begleitung der Kinder und handlungsorientierte und situationsbezogene Bildungsarbeit mit den Erwachsenen.

Als Demonstrationsmittel wird eine Puppe eingesetzt.

PEKiP-Gruppen können mit weiteren Formen der Elternarbeit (Elternabende, Vätertreffen, Wochenenden) ergänzt werden.

Eine PEKiP-Gruppe wird von einer autorisierten PEKiP-Gruppenleiterin / einem PEKiP-Gruppenleiter mit PEKiP-Zertifikat geleitet.

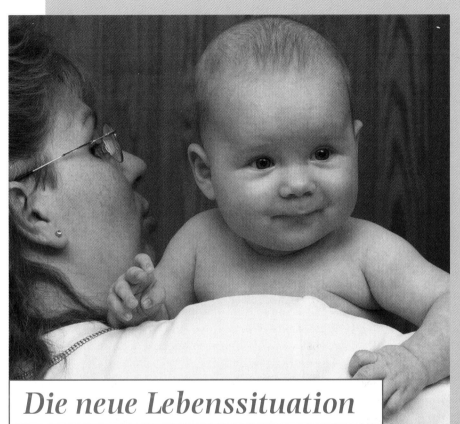

Die neue Lebenssituation

Kapitel 1

Die Erfahrungen junger Eltern lauten fast alle gleich: «Unser Leben ist so total anders als vorher, nie hätte ich es mir so vorgestellt.» So erzählte Christa, 28 Jahre, Zahntechnikerin, in einer Gruppenstunde:

«Wir hatten uns lange ein Kind gewünscht und waren glücklich, als ich endlich schwanger war. Aber jetzt, nach den ersten Tagen, weiß ich gar nicht, ob es das ist, was ich wollte. Es ist alles so anders.»

Erfahrungsberichte und historische Analysen belegen, dass die Mutterliebe nicht naturgegeben ist. Dennoch werden Frauen immer noch mit dem Mythos konfrontiert, sie müssten geborene Mütter sein.

Werdende Eltern können sich vielfach das Leben mit ihrem Säugling nicht realistisch vorstellen. Sie selber haben bis zur Geburt des ersten Kindes kaum kontinuierlichen Kontakt zu kleinen Kindern. Auch die Fähigkeit der Eltern, die Signale des Kindes richtig zu verstehen und zu beantworten, entsteht erst in einem komplizierten Kennenlernprozess.

Mehr oder weniger plötzlich sind heute Erwachsene voll für ein Kleinkind verantwortlich und fühlen sich in der neuen Lebenssituation leicht unsicher und allein gelassen. So erzählte Eva, 32, Buchhalterin, traurig:

«Vor der Geburt unseres ersten Kindes war es für meinen Mann und mich ganz klar, dass er sich genauso an der Arbeit mit dem Kind und der Erziehung beteiligen wollte wie ich. Die ersten zwei Wochen hatte er Urlaub genommen, und wir meisterten die erste Umstellung gemeinsam. Seitdem er wieder zur Arbeit geht, zieht er sich immer mehr zurück. Er übernimmt lieber den Einkauf, als sich mit Sabrina zu beschäftigen.»

Die Geburt des ersten Kindes führt in der Regel zur traditionellen Rollenverteilung, da noch überwiegend die Mutter ihre Berufstätigkeit aufgibt oder unterbricht. Selbst bei Eheleuten, die vorher gleichberechtigt ihre Aufgaben im Haushalt wahrgenommen haben, setzen sich die traditionellen Rollenvorstellungen wieder durch.

Viele Väter kommen ihrer Verantwortung für die Familie hauptsächlich dadurch nach, dass sie durch ihre Berufstätigkeit das Familieneinkommen sicherstellen.

Entscheidet sich eine Frau dennoch fürs Arbeiten, bedeutet das für sie eine Doppelbelastung mit Zeitdruck und Einschränkung eigener Interessen.

Gisela, eine 34-jährige Sozialarbeiterin, äußerte bei einem Elternabend:

«Ideal wäre es, wenn Vater und Mutter für das Kind zuständig sind und der Erziehungsurlaub von beiden zur Hälfte genommen würde. Die Arbeitgeber könnten nicht mehr sicher sein, dass mit der Einstellung eines Mannes auch die Kontinuität im Beruf gewährleistet ist. Dadurch entstünden für Frauen im gebärfähigen Alter mehr Möglichkeiten, in Führungspositionen zu gelangen. Das ist ein Traum für die Zukunft. Davon sind wir weit entfernt, und manchmal habe ich sogar den Eindruck, dass die jungen Väter sich wieder weniger familiär orientieren und engagieren als in den letzten Jahren.»

Diese Ideen sind nicht zu verwirklichen, solange die Frauen sich in besonderem Maße für die Familie zuständig fühlen, schlechtere Ausbildung und Berufschancen haben als Männer und weniger verdienen. Hier schließt sich der Kreis wieder.

Die Mehrzahl der nicht berufstätigen Mütter erlebt die Monotonie des Hausfrauenalltags, die Unproduktivität der eigenen Arbeit, das Kommunikationsdefizit, die Einbußen im Selbstbewusstsein sowie die psychische und finanzielle Abhängigkeit vom Partner als wesentliche Belastungen und Nachteile ihrer Hausfrauen- und Mutterrolle.

Positiv erleben sie, dass sie unabhängiger und selbstbestimmter leben und mehr Kontakte pflegen können, ihrem Kind näher sind und es besser versorgen können.

Für viele Eltern ist der zeitliche Aufwand fast belastender als die finanziellen Einschränkungen. Junge Eltern beschäftigen sich oft und lange mit ihrem Baby. Ihre Freizeitgestaltung hat sich stark verändert.

«Früher waren wir besonders am Wochenende selten zu Hause. Wir haben beide Sport getrieben, teils gemeinsam, teils getrennt. Auch gingen wir gern ins Kino oder zu Freunden. Unsere Freunde, die fast alle keine Kinder haben, verstehen nicht, dass wir abends nicht mehr einfach weggehen können.» (Evelyn, 31, Versicherungsangestellte)

Die Kontakte reduzieren sich oder werden sogar eingestellt. Man wünscht sich jetzt Freunde, mit denen man sich über Sorgen, Ängste, die praktischen Alltagsfragen und die Freude über das Kind austauschen kann.

Mit der Geburt eines Kindes verändert sich die Paarbeziehung grundlegend, und oft sind die Ehepartner unzufrieden: Die Eltern erleben einen «Babyschock» nach der Geburt des ersten Kindes.

Besonders schwierig gestaltet sich für das Paar die Integration des Babys in die bisherige Zweierbeziehung. Innige Empfindungen wechseln mit dem Gefühl, es mit einem Eindringling zu tun zu haben. Allerdings sind diese unterschiedlichen Gefühle auch ein guter Ausgangspunkt zur Erweiterung der eigenen Identität und zur Intensivierung der Partnerschaft.

«Die Wochenenden gehörten uns früher allein. Wir schliefen lange und taten, was uns Spaß machte. Das ist heute ganz anders. Das Baby will natürlich samstags und sonntags genauso nachts und morgens gestillt und gewickelt werden wie sonst auch. Dadurch fangen die Tage nicht mehr so geruhsam an. Das stört mich sehr» (Gerd, Informatiker, 33).

Beide Partner können die Veränderungen als Ernüchterung erleben. Intimität und gegenseitige Zuwendungen treten in den Hintergrund, obwohl sie gerade in dieser Zeit wichtig wären. Das Neugeborene fordert jederzeit die Aufmerksamkeit einer Bezugsperson, um seine Bedürfnisse zu befriedigen.

Für die Mutter, die durch Stillen und andere Zuwendungen viel Wärme, Körperkontakt und Freude erlebt, rückt die Sexualität mit dem Partner oft in den Hintergrund. Die Frau ist verunsichert durch ihre körperlichen Veränderungen. Ihre Brust ist überempfindlich und die Scheide durch Hormonumstellungen trockener als früher. Im Allgemeinen ist der Wunsch nach Sexualität in den ersten Wochen bei jungen Müttern gering. Die Eltern fühlen auch eine innere Anspannung, das Baby könnte schreien, während sie schmusen.

Der Mann dagegen möchte gern nach Schwangerschaft und Geburt mit seiner Frau eine «normale» Sexualität erleben. Aber das Leben der Partner dreht sich meistens ums Kind. Mit zunehmender Sicherheit im Umgang mit dem Kind bekommen Partnerschaft und Sexualität wieder eine größere Bedeutung.

Wird das Kind eher als bereichernd oder als störend empfunden? Das hängt von vielen verschiedenen Faktoren ab. War das Baby wirklich geplant? Nehmen beide ihre Elternrolle an? Wie haben sie ihre eigene

Kindheit erlebt? Sind in der Schwangerschaft unerwartete Schwierigkeiten aufgetreten? Überhaupt stellen sich viele werdende Eltern vor, ihr Leben würde sich durch ein Kind nicht wesentlich verändern. Und sie müssen erst mühsam lernen, mit der neuen Realität zu leben, die jede Menge neuer Anforderungen mit sich bringt.

In den ersten Monaten nach der Geburt eines Kindes steht die Umstellung auf die neue Lebenssituation im Vordergrund. Euphorische Gefühle wechseln mit depressiven Stimmungen ab. Wichtig ist es, zu wissen und zu akzeptieren, dass das eine Gefühl das andere nicht ausschließt.

Das Erleben von Elternschaft ist nicht eindimensional. Junge Eltern empfinden oft tiefe Liebesgefühle fürs Kind und genießen das Zusammensein. Auf der anderen Seite fühlen sie sich unsicher und ängstlich im Verhalten und durch ihr Kind möglicherweise eingeengt, oft gestresst oder gar nicht selten überfordert.

Berufstätigkeit der Mutter

In osteuropäischen Ländern wurde schon früh erkannt, wie wichtig eine stabile Bezugsperson für das Baby ist: Viele Säuglinge in Krippen zeigten emotionale Defizite. Schon in den 60er-Jahren bekamen deshalb die Mütter in der Tschechoslowakei ein Jahr Erziehungszeit. Auch bei uns besteht seit den achtziger Jahren gesetzlicher Anspruch auf Erziehungszeit für Mütter oder Väter, die bei ihrem Kind bleiben wollen. Einerseits ist das ein Fortschritt. Andererseits verlieren aber auch manche Mütter nach ihrer Erziehungszeit ihren beruflichen Status, oder sie fühlen sich von Anfang an zu Hause mit dem Kind nicht genügend ausgefüllt und wollen lieber zur Arbeit gehen; wieder andere müssen arbeiten, um ein angemessenes Familieneinkommen zu erzielen. Der bis vor kurzem gültige Begriff Erziehungsurlaub hat mich immer gestört, da Kindererziehung wirklich kein Urlaub ist. Er wurde im Jahr 2000 durch den Begriff Elternzeit abgelöst.

Die Tatsache, dass eine Mutter berufstätig ist, sagt nichts über die Qualität und Art ihrer Beziehung zu ihrem Kind aus. Genauso, wie umgekehrt allein das Zuhausebleiben nichts über die Beziehungsqualität zwischen Mutter und Kind aussagt. Entscheidend ist das Bewusstsein, mit welchem beide Eltern ihre neuen Rollen ausfüllen.

«Seitdem mein Sohn Thomas ein halbes Jahr alt ist, habe ich wieder angefangen, an Wochenenden Seminare zu leiten. Thomas wird dann von seinem Vater betreut. Am Anfang war ich ein wenig unsicher, ob die beiden das gut geregelt bekommen. Jetzt habe ich das Gefühl, dass die Beziehung zwischen beiden viel intensiver geworden ist. Für mich hat die Sache den Vorteil, dass ich mich sehr freue, nach Hause zu kommen, und mich viel intensiver und voller Freude wieder dem Kind widmen kann» (Liesel, Sozialarbeiterin, 30).

Nicht die Dauer der physischen Anwesenheit der Mutter, sondern die Intensität ihrer Beziehung zum Kind ist entscheidend für die soziale und psychische Entwicklung des Kindes. Das einfühlsame Verhalten der Mutter und die damit verbundene mütterliche Einstellung sagen mehr über die Beziehungsqualität zwischen Mutter und Kind aus als die äußerlich messbaren Merkmale der Familiensituation wie z. B. Berufstätigkeit.

Wenn das Kind von einer fremden Person betreut werden soll, ist es wichtig, dass es diese schrittweise kennen lernt und bei ihr Sicherheit erlebt, bevor die Mutter die beiden allein lässt.

Wenn Sie vor der Entscheidung stehen, in den Beruf zurückzukehren, sollten Sie (mit Ihrem Partner) folgende Fragen durchdenken:
– Kann ich Mutterschaft und Berufstätigkeit miteinander verbinden?
– Wie steht mein Partner zu meinem Wunsch?
– Ist mein Partner bereit und in der Lage, im Haushalt und in der Kindererziehung Aufgaben mit zu übernehmen?
– Traue ich meinem Partner zu, diese Aufgaben zu aller Zufriedenheit zu lösen?
– Welchen Einfluss übt die angestrebte Berufstätigkeit auf die Beziehung zu meinem Partner aus?
– Bin ich bereit, meine persönlichen Bedürfnisse zurückzustellen oder einzuschränken?
– Kann ich weitere verlässliche Bezugspersonen in die Betreuung des Kindes einbeziehen?

Die Bedeutung des Vaters

Bis in die 70er Jahre stand die Mutter-Kind-Beziehung im Vordergrund entwicklungspsychologischer Betrachtungen, zumindest für die ersten Jahre.

Aber hier hat sich in den letzten Jahren glücklicherweise einiges verändert. Forschungen der letzten Jahre unterstreichen die große Bedeutung, die der Vater bei der Entwicklung des Kindes hat. Die Rolle des Vaters wird inzwischen sehr unterschiedlich verstanden und auch gestaltet, nachdem das Bild von traditioneller väterlicher Strenge und Männlichkeit nicht mehr allgemein gültig ist.

Es wird seit einigen Jahren häufig von den «neuen Vätern» gesprochen. Die alte Vaterrolle hat für eine wachsende Anzahl von Männern heute keine Gültigkeit mehr. Für diese «neuen Väter» sind das Miterleben der Geburt und der Umgang mit dem Kind zu einem wichtigen Erfahrungsbereich geworden. Auch an den PEKiP-Kursen nehmen ab und zu Väter teil, oder sie kommen dazu, wenn ihre Zeit es ihnen erlaubt.

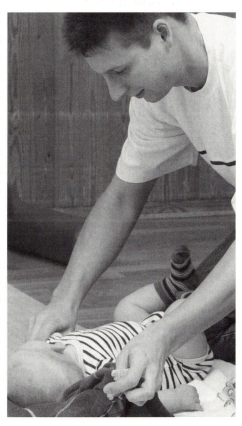

Ein neues Rollenverständnis für Väter in unserer Gesellschaft zu finden ist sehr schwierig, weil es in diesem Bereich noch wenig theoretische Grundlagen und kaum anwendbare Praxiserfahrungen gibt. In allen Schichten und Generationen finden sich gegensätzliche und unvereinbare Vorstellungen über die Bedeutung des Vaters, und genauso unterschiedlich verhalten sich Väter.

Der Säugling hat auch ein großes Bedürfnis nach sozialen Kontakten zum Vater. Früher kamen Männer in der Forschung vor allem als «abwesende Väter» vor. Seit 1970 wird die Vater-Kind-Interaktion stärker beobachtet und analysiert. Danach wenden sich Väter und Mütter ihrem Neugeborenen unterschiedlich zu. Väter sind visuell aufmerksamer und verspielter mit dem Kind. Sie sprechen mehr mit ihm, imitieren es häufiger und spielen eher mit Hilfe körperlicher Anregungen. Interessant ist, dass sich Väter weniger beim Füttern und der Pflege engagieren. Väter leisten vor allem dadurch ihren Beitrag, dass die Kinder sich an soziale Situationen mit mehreren Personen gewöhnen. Kulturübergreifende Untersuchungen haben ergeben, dass Babys besser mit fremden Situationen und Menschen fertig werden, wenn der Vater aktiv an Pflege und Erziehung beteiligt ist.

Männer fühlen sich in der Kindererziehung hauptsächlich für «Rahmenbedingungen» zuständig. Nicht einmal die Hälfte der Väter ist bereit, sich die Erziehungsaufgaben mit der Frau zu teilen. Väter engagieren sich vor allem nach Feierabend und in der Freizeit. In der Zeit zwischen Abendbrot und Schlafengehen wenden sie sich den Kindern hauptsächlich emotional zu und spielen mit ihnen.

Bedürfnisse des Säuglings

Schon wenn Babys geboren werden, sind sie kleine Individualisten, die sich in unterschiedlichster Weise verhalten. Das eine Kind guckt sofort interessiert, das andere ist eher ruhig und schläfrig. Das eine ist anschmiegsam, das andere besonders lebhaft. In manche Kinder können wir uns leicht einfühlen und auf ihre Bedürfnisse eingehen. Andere brauchen vielleicht mehr Zuwendung, als die Eltern ihnen spontan geben können.

> *«Schon im Krankenhaus wurde Carina jedes Mal wach, sobald die Tür sich öffnete oder im Zimmer gesprochen wurde. Dies hat sich auch zu Hause nicht geändert. Wir stellen uns darauf ein, indem wir Lärm vermeiden, wenn Carina schläft oder schlafen will.»*

Carina ist ein empfindsames Baby, was Geräusche betrifft. Dieses Bedürfnis muss ernst genommen werden, damit das Baby seine nötige Zeit zur Anpassung an die Familie hat.

Auch beim Einschlafen sind die Bedürfnisse der Babys sehr unterschiedlich. Sehr anstrengend sind Babys, die nur einschlafen, wenn sie herumgetragen werden. Unentbehrlich ist die Mutter für solche Kinder, die nur an der Brust einschlafen. Einigen Babys reicht es, wenn die Mutter oder der Vater ein Lied zum Einschlafen singt oder sie streichelt oder mit ihnen spricht. Manchen Kindern hilft es auch, wenn der Geruch der Mutter bei ihnen bleibt. Legen Sie doch dem Baby einfach ein getragenes T-Shirt ins Bettchen. Vielleicht braucht Ihr Baby auch einen abgedunkelten Raum, um besser einschlafen zu können.

Manche Babys bauen vor dem Schlafen ihre Spannungen und Ängste durch Weinen ab. Marianne (35, Arzthelferin) berichtete:

« Meine Tochter Alina weint sich in den Schlaf. Das dauert höchstens fünf Minuten, bis sie eingeschlafen ist. Am Anfang habe ich sie sofort hochgenommen, wenn sie weinte, obwohl ich mir sicher war, dass sie müde war. Jedes Mal, wenn ich sie wieder hinlegte, weinte sie mehr. Ich merkte, dass sie das Aufnehmen irritierte. Schweren Herzens wartete ich ab. Innerhalb kürzester Zeit hörte sie mitten im Schreien auf und schlief. Es ist immer noch so. Das Schreien dauert meistens nur drei bis fünf Minuten. »

Zwei verschiedene Schlafzustände und eine Übergangszeit können wir beim Baby beobachten:

Im *ruhigen Schlafzustand* ist das Gesicht des Babys entspannt, die Lider sind geschlossen und unbewegt. Außer bei seltenen Zuckungen und leichten Mundbewegungen bewegt sich der Körper nicht. Das Baby befindet sich in völliger Ruhe und atmet gleichmäßig.

Im *aktiven Schlafzustand* sind die Augen des Babys gewöhnlich auch geschlossen. Ab und zu blinzelt es aber. Der Säugling bewegt Arme, Beine und manchmal sogar den ganzen Körper. Der Atem geht unregelmäßig und etwas schneller als in ruhigem Schlafzustand. Das Kind verzieht das Gesicht zu Grimassen, lächelt, runzelt die Stirn und macht plötzliche Kau- und Saugbewegungen. Dieser Zustand kehrt rhythmisch alle 30 Minuten wieder. Dem Aufwachen geht meist der aktive, nicht der ruhige Schlafzustand voraus.

Mit dem Zustand der Schläfrigkeit ist der Übergang zwischen Schlafen und Wachen gemeint (Klaus/Klaus 2000, S. 37ff.).

Auch wenn Babys aufwachen, haben sie unterschiedliche Bedürfnisse. Das eine Kind schreit sofort los und möchte nach der langen Zeit des Alleinseins beim Schlafen jemanden, der sich mit ihm beschäftigt. Ein anderes liegt vielleicht nach dem Aufwachen erst noch ruhig in seinem Bettchen und brabbelt vor sich hin, bevor es nach Gesellschaft verlangt.

Ähnlich verhält es sich beim Trösten. Manchen Babys reicht es, wenn sie hochgenommen werden. Andere brauchen intensive, länger andauernde Zuwendung. Sie möchten hin- und hergetragen werden, um sich zu beruhigen.

An den jeweiligen Bewegungen können wir Stimmungen und Bewusstseinszustände des Kindes, also den «Beweg-Grund», erkennen.

Wenn Sie Ihr Baby im Laufe der Zeit näher kennen lernen, werden Sie die feinen Unterschiede sehen, die die verschiedenen Bedürfnisse des Kindes signalisieren.

«Meine zweite Tochter weint kaum. Selbst wenn sie Hunger hat nicht. Sie wird unruhig und strampelt sehr energisch mit den Beinen. Dann weiß ich, jetzt wird es Zeit zum Stillen.»

Diese Mutter interpretiert die Äußerungen ihres Kindes richtig und geht sofort darauf ein, sodass das Kind keine stärkeren Signale zeigen muss.

> Warum bewegt sich unser Kind jetzt und warum so?
> Ist es müde?
> Ist es hungrig?
> Ist es gelangweilt?
> Ist es aufnahmebereit?
> Ist es bewegungsaktiv?
> Hat es Schmerzen?

Auch in Bezug aufs Essen verhalten sich Babys unterschiedlich. Das eine Baby trinkt seine Mahlzeit in einem Zug, und es geht ihm gut dabei. Ein anderer Säugling probiert dies auch, bekommt aber Bauchweh, weil sich in seinem Magen viel Luft ansammelt. Also muss er erst aufstoßen, um weiterzutrinken. Wieder andere Kinder trinken langsam, aber stetig, oder sie machen von sich aus Pausen, indem sie zwischendurch die Mutter anschauen.

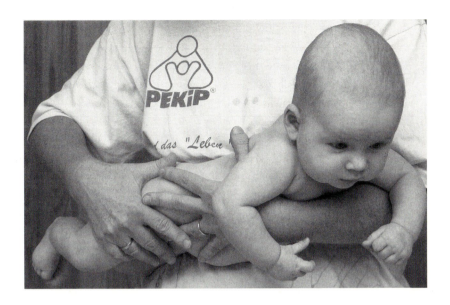

Einige Babys leiden unter Koliken oder anderem Unwohlsein. Das kann am noch unreifen Verdauungssystem liegen. Diese Babys benötigen sehr unterschiedliche Zuwendung. Oft hilft Fencheltee oder Bewegung. Bei manchen Säuglingen lösen sich die Schmerzen, wenn sie auf dem Bauch liegen oder in Bauchlage getragen werden.

Es ist gut, den Bauch zu massieren. Manche Kinder strampeln dann auch gern nackt. Die hüpfenden Bewegungen, wenn die Mutter auf einem Ball sitzt, beruhigen das Baby oft auch.

Allerdings gibt es für diese «Drei-Monats-Koliken» keine Patentrezepte. Es kann auch sein, dass keins der vorgeschlagenen Mittel hilft. Trösten Sie sich dann damit, dass es vorbeigehen wird – und sorgen Sie dafür, dass Sie selbst mal zur Ruhe kommen. Ein kleiner Trost: Babys, die viel weinen, entwickeln sich durch die Zuwendung, die sie bekommen, besonders gut.

Solch ein Baby weint oft und ist viel mit sich beschäftigt. Seine Mimik, Gestik und Laute sind weniger auf Sie als auf sich selbst gerichtet. Dadurch ist es schwierig, die unterschiedlichen Bedürfnisse wahrzunehmen.

> *Wenn das Baby Schmerzen hat oder aus anderen Gründen weint,*
> fragen Sie sich:
> – Woran ist Ihr Baby jetzt besonders interessiert?
> – Wie kann ich es dabei unterstützen?
> – Wie kann ich es auf mich aufmerksam machen, damit wir in Kontakt kommen?

Sie merken, Ihr Baby lässt sich durch beruhigendes Sprechen oder Singen ein wenig von seinem Unwohlsein ablenken. Sie fangen an, ein Lied zu singen, das Ihr Baby schon immer gern hatte. Sie nehmen Ihr Kind hoch, schauen es beim Sprechen an und bekommen dadurch seine Aufmerksamkeit. Manchmal hilft es auch, das Baby in der Bauchlage zu tragen und seinen Bauch zu massieren.

Auch wenn es nicht immer mit dem Weinen aufhören wird: Es tut dem Baby gut, Ihre Nähe, Ihr Mitgefühl und Ihre Bemühungen zu spüren. Versuchen Sie, Ihr Baby mit seinen Eigenarten und Schwierigkeiten anzunehmen. Wenn Sie das Schreien gar nicht mehr hören können, suchen Sie sich Helfer. Überlassen Sie das Baby ruhig mal für einige Zeit Ihrem Mann, den Großeltern oder Freunden, die das Baby kennen und sich freuen, es zu versorgen. Tun Sie dies auch, wenn Sie selbst durch die Geburt noch geschwächt sind und sich mit dem Baby überfordert fühlen. Sammeln Sie in der Zeit ohne Kind neue Kräfte.

Sie sind keine schlechteren Eltern, weil Ihr Baby nicht so ein «Wonneproppen» ist wie das Ihrer Nachbarn oder das in langen Castings ausgesuchte «Model» aus der Fernsehwerbung. Jedes Kind ist anders, und vielleicht haben Sie das Nachbarbaby ja auch nur von seiner «Schokoladenseite» erlebt. Machen Sie doch einmal den Versuch und sprechen Sie mit anderen Vätern und Müttern über Ihre Selbstzweifel; darüber, dass Sie manchmal am liebsten ohne Baby wären. Sie werden eine ähnliche Erfahrung machen, wie wir sie immer wieder in unseren PEKiP-Gruppen erleben: Auf einmal berichten auch andere Eltern über ihre Ängste und Unsicherheiten und fragen sich, ob sie ihr Kind immer gut behandeln. Und schon ist der Druck, immer alles richtig für das Kind machen zu wollen, etwas geringer geworden.

Machen wir alles richtig?
Neuere Erkenntnisse von Forschungen besagen:
– Eltern dürfen zuversichtlich sein, im Umgang mit dem Baby alles richtig zu machen.
– Eltern geben ihrem Kind genau die Informationen, die es braucht.
– Das Baby braucht ungeteilte Zuwendung, wenn wir mit ihm sprechen. Schweift unser Blick ab, erlahmt sein Interesse.
– Eltern führen innige Zwiegespräche mit ihren Babys, wie diese sie brauchen.

Diese Ergebnisse können Sie ermutigen, spontan und so, wie Sie es für richtig halten, mit Ihrem Kind umzugehen.

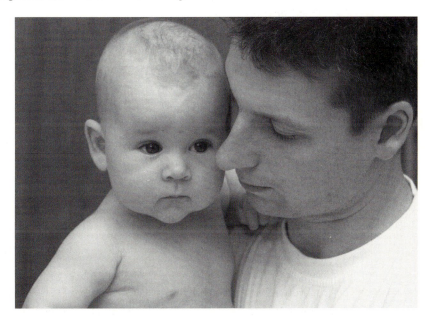

Wenn Ihr Baby viel weint, liegt es nicht an Ihnen. Versuchen Sie herauszufinden, was sein momentanes Bedürfnis ist, und gehen Sie darauf ein. Es gibt Babys, die mehr weinen als andere.

Ein wichtiges Bedürfnis des Säuglings ist sein Wunsch, mit uns zu «spielen». Ohne diese Zuwendung verkümmert das Baby. Aber auch bei dem Wunsch nach Zuwendung gibt es Unterschiede. Manche Kinder wollen intensive Aufmerksamkeit für kurze Zeit. Manche Kinder genießen es, in unserer Nähe zu liegen und unsere Stimme zu hören. Einige Kinder fühlen sich überfordert, wenn wir uns längere Zeit mit ihnen beschäftigen, und zeigen dies, indem sie Blickkontakt meiden und den Kopf wegdrehen. Andere wiederum können nicht genug vom Spielen bekommen.

Viele Kinder haben das Bedürfnis, Kontakt zu verschiedenen Menschen mit unterschiedlicher Stimme, Gestik und Mimik aufzunehmen.

Babys unterscheiden sich auch in ihrem Wunsch nach Nähe und Distanz. Es ist schwierig, ein Kind zu verkraften, das nicht schmusen möchte. Die meisten Babys wollen gern gestreichelt werden. Wenn Ihr Kind unter Neugeborenenakne, Neurodermitis oder anderen Hautkrankheiten leidet, überwinden Sie Ihre Scheu und streicheln es trotzdem liebevoll.

Wie Ihr Baby Hautkontakt oder Nähe haben möchte, werden Sie im Laufe der Zeit herausfinden. Denken Sie vor allem daran: Sie verwöhnen ein Baby nicht, wenn Sie seine Bedürfnisse erfüllen!

Ihr Kind wird im Laufe seiner Entwicklung mehr und mehr aus Situationen lernen, dass seine eigenen Bedürfnisse nicht immer und nicht sofort befriedigt werden können.

Einklang finden

«Als unsere Svea noch sehr klein war, habe ich sie immer frisch gewickelt, wenn sie weinte. Meine Mutter hatte mir oft gesagt, dass Babys keine nassen Windeln mögen. Ich merkte aber nach einigen Tagen, dass dies nicht Sveas Problem war, da sie auch mit der frischen Windel weiter weinte. Als ich sie genauer beobachtete, merkte ich, dass sie sich gleichzeitig krümmte. Ich fing an, leicht ihren Bauch zu massieren. Sie entspannte sich dadurch und hörte auf zu weinen.»

Für Eltern ist es wichtig, die Bedürfnisse ihres Babys wahrzunehmen, einzuschätzen und darauf entsprechend einzugehen. Erste Interaktionen beginnen mit dem spontanen Verhalten des Babys, auf das die Bezugsperson sofort eingeht. So entwickelt sich ein Dialog, der oft wiederholt oder leicht verändert weitergeführt wird. Das Kind legt dabei den zeitlichen Ablauf des Dialogs fest. Es bestimmt Pausen und freut sich auf das Weiterführen des «Gesprächs».

Der Aufbau einer ersten guten Beziehung ist von den Reaktionen des Kindes abhängig. Dabei spielt z. B. der Blickkontakt zwischen Säugling und Mutter eine wichtige Rolle. Auch das Stillen fördert die intensive Beziehung zwischen Mutter und Kind ebenso wie die tägliche Pflege.

Wichtig ist eine gelungene Kommunikation, die im Laufe des Tages während der Wachzeiten immer wieder neu passiert.

Viele Kinder haben von Anfang an mehrere Bezugspersonen. Ein Baby, das regelmäßigen intensiven Kontakt zu seinem Vater hat, wird sich freuen, wenn dieser mit ihm spielt. Gerade der Vater bringt oft andere Schwerpunkte in die Beziehung zum Kind. So kann es sein, dass das Baby lieber mit dem Vater spielt, es aber vorzieht, von der Mutter ins Bett gebracht zu werden.

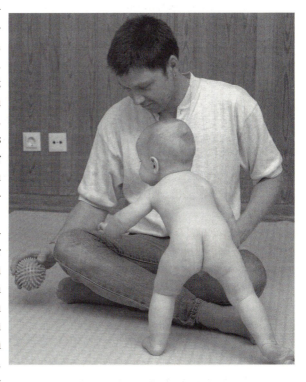

Viele Mütter leiden darunter, den ganzen Tag für ihr Baby da sein zu müssen und selbst wenig Freiraum zu haben. Erlauben Sie sich mal, für ein paar Stunden «abzuschalten» von Ihrem Job «rund um die Uhr». Obwohl Sie den ganzen Tag zu Hause sind, schaffen Sie häufig die Arbeit im Haushalt und mit dem Kind nicht. Besprechen Sie Ihre Situation mit Ihrem Partner und trauen Sie ihm zu, das Kind für eine gewisse Zeit zu versorgen. Lassen Sie es ihn so machen, wie er es für richtig hält.

Einklang finden

«Als mein Mann am Anfang Nicole wickelte, war sie oft innerhalb kürzester Zeit wieder nass, weil er beim Wickeln nicht sehr geschickt war. Die ersten Male habe ich mit ihm darüber gesprochen. Als ich aber merkte, dass er sich zurückzog, habe ich nichts mehr gesagt. In der Zwischenzeit hat mein Mann das Wickeln genauso gut im Griff wie ich.» (Anke, 28 Jahre, Kinderkrankenschwester)

> *Damit sich ein Baby gut entwickelt,*
> braucht es
> 1. ausreichende Pflege
> 2. konstante Zuwendung
> 3. vielfältige Anregungen durch bekannte Personen

Sie als Eltern sind wichtig für Ihr Baby. Sie erleben es ständig und lernen daraus, was es braucht. Sie werden die Signale immer öfter richtig deuten und das tun, was Ihr Kind gerade braucht. Wenn Ihr Baby etwas anderes möchte, wird es Ihnen das zeigen. Und wenn es einmal nicht so gut läuft, trösten Sie sich: Keiner kann immer richtig reagieren.

Die gemeinsame Bewältigung der ersten anstrengenden Monate ist eine Chance, neue Wege für Ihre Partnerschaft und die junge Familie zu finden. Unterstützen kann Sie dabei das Gespräch mit Familien in gleicher Situation. In einer PEKiP-Gruppe werden solche Fragen und Situationen offen miteinander besprochen.

Sie sollten aber auch nach Unterstützung und stundenweiser Entlastung suchen. Vielleicht gibt es eine freundliche Nachbarin, die Ihnen ein bisschen Hausarbeit abnimmt; oder sie geht mal mit dem Baby spazieren. Vielleicht haben Sie ja auch das Glück, und eine Großmutter oder ein Großvater wohnen in der Nähe, die sich Zeit für das Baby nehmen, womöglich schon eine gefühlsmäßige Beziehung zu dem Kleinen aufgebaut haben und sogar Ihre Erziehungsvorstellungen teilen oder zumindest akzeptieren. Falls das nicht nur den Großeltern, sondern auch dem Baby zusagt, können Sie die Entlastung gut nutzen – für die notwendige Hausarbeit oder, besser noch, um ein wenig ungestörte Zeit allein oder mit Ihrem Partner zu verbringen.

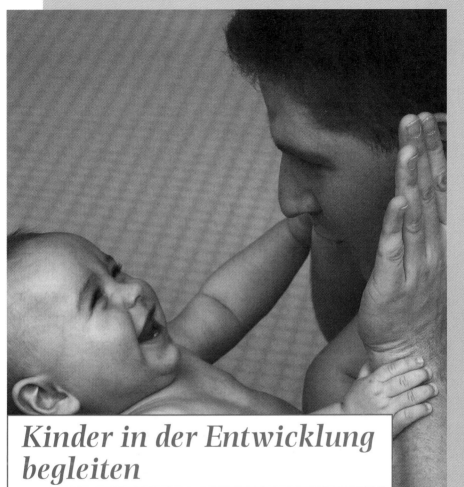

Kinder in der Entwicklung begleiten

Kapitel 2

Entwicklung des Säuglings

Bereits im Mutterleib ist das Kind ein aktives Wesen. Es bewegt sich, nuckelt an seinen Fingern und hört, was in seiner Umgebung vor sich geht. Es sammelt bereits in dieser Lebensphase viele Eindrücke und Erfahrungen. Der Ton, der in seiner Welt vorherrscht, ist der rhythmische Schlag des mütterlichen Herzens. Forscher haben Neugeborene in einer Säuglingsstation untersucht, denen ein Tonband mit menschlichen Herztönen vorgespielt wurde. Es stellte sich heraus, dass die Babys besser gediehen, wenn sie den Herzschlag der eigenen Mutter hörten. Sie aßen mehr, schliefen besser, atmeten ruhiger, schrien weniger und wurden seltener krank.

Das erste Lebensjahr ist für die Entwicklung des Kindes besonders wichtig. Mit der Geburt beginnt ein Anpassungsprozess an das Leben außerhalb des Uterus, der dem Baby oft nicht leicht fällt und den wir feinfühlig unterstützen können.

Die Neugeborenen lernen, richtig zu atmen, ihre Körpertemperatur zu regulieren und sich zu ernähren, indem sie saugen und schlucken, ohne sich zu verschlucken. Mit dieser Aufgabe sind manche Kinder zunächst überfordert. Sie sind leicht reizbar, schnell zu irritieren, können sich nicht selbst beruhigen oder sich von anderen trösten lassen. Auch auf Geräusche reagieren Säuglinge unterschiedlich. Die Anpassung erfordert auch körperliche Leistungen, wie z. B. seine Bewegungsmuster mit anderen Bewegungen zu beantworten, sodass es z. B. seine Mitte finden kann. Das Kind lernt mit zunehmendem Alter seine Bewegungen immer besser bewusst zu beherrschen und braucht weniger Ausgleichsbewegungen, sondern nur noch Anpassungsbewegungen, um eine sichere Lage zu erlangen. Die Fähigkeiten zur Wahrnehmung und die Fähigkeit, Beziehungen zu anderen Menschen herzustellen und aufrechtzuerhalten, werden erworben.

«Ich war bei der Geburt von Thomas dabei und überwältigt von dem Augenblick der Geburt und dem kleinen Menschen, der das Licht der Welt erblickte. Da ist nun mein Sohn. Neben der riesigen Freude stellte sich aber auch die Angst bei mir ein, ob er gesund ist und ob er sich wohl normal entwickeln wird» (Uwe, 31, Soziologe).

Diese Fragen stellen sich viele Eltern bereits lange bevor ein Kind geboren ist. Jeder Vorsorgetermin löst Gefühle ängstlicher Erwartung aus, die erst verschwinden, wenn der Arzt das Vorsorgeheft mit den vielen, teils unverständlichen Daten und Anmerkungen zuklappt und befindet: alles in Ordnung.

Ähnliches erleben wir nach der Geburt: Ist alles «dran», ist es schwer und groß genug? Uns ist wichtig, dass Hebammen, Schwestern und Ärzte das Kind für «normal» erklären. Dann können wir ihm unsere ganze Aufmerksamkeit zuwenden und uns an ihm freuen.

So geht es während des ersten Lebensjahres weiter. Jeder Vorsorgetermin beim Kinderarzt setzt dem unbefangenen Stolz am Kind zunächst einen Dämpfer auf, während der Arzt testet, ob es alles kann, was es in seinem Alter «bringen» müsste.

Zuerst befinden Außenstehende – Ärzte, Mütter, Tanten –, ob unser Kind der Altersnorm entspricht. Oftmals irritieren uns ihre Urteile und lassen ein Gefühl von Hilflosigkeit und Trotz zurück: Wir finden unser Kind gut, so wie es ist, haben es lieb – aber vielleicht ist unsere Einschätzung falsch.

Das engmaschige Kontrollnetz hat eine positive und eine negative Seite: Es engt ein und fängt gleichzeitig auf. Es deckt Störungen auf, die möglicherweise in den ersten Lebensmonaten mit vergleichsweise geringem Aufwand therapeutisch beeinflusst werden können (z. B. Rhesus-Unverträglichkeiten, Stoffwechselerkrankungen, Fehlbildung des Skeletts) und verhindert damit schwere Entwicklungsstörungen. Auch Probleme, die vor, während und kurz nach der Geburt auftreten (z. B. Sauerstoffmangel, der Störungen in der Integration von Sinneswahrnehmungen und in der Bewegungsentwicklung hervorruft), sind durch Früherkennung und kindgemäße einfühlsame Frühförderung wirksam zu beeinflussen. Solange das Gehirn des Kindes noch wächst (hauptsächlich im ersten und bis zum fünften Jahr), können gezielte Hilfen in den Lebensalltag des Kindes und seiner Familie eingebaut werden. Sie tragen dazu bei, dass Eltern ihr Kind angstfreier sehen und genießen können. Das Kind lernt, seine vorhandenen Kräfte und Stärken zu mobilisieren, um eventuelle Schwächen auszugleichen und ein positives Grundgefühl sich selbst und seinen Fähigkeiten gegenüber zu entwickeln.

Negativ wirkt das Kontrollnetz dort, wo Eltern ständig den Blick zwischen dem Entwicklungskalender und dem Kind hin- und herwandern lassen und nicht das Kind, sondern die Entwicklungstabelle als Messlatte für sein Intaktsein nehmen. Das erzeugt Druck und Angst. Es führt dazu, immer neue Experten und Ratgeberbücher zu suchen, die schließlich zur Krücke in der Wahrnehmung zu unserem Kind werden, weil wir verlernt haben, es in seiner Individualität zu sehen.

Es ist gar nicht so einfach, einen Mittelweg zu finden zwischen «Das wächst sich schon alles zurecht» und ständiger Leistungskontrolle.

Was heißt Entwicklung? Ich folge den Ausführungen von Inga Bodenburg:

«Hilfreich ist folgende Definition für den Begriff ‹Entwicklung›; sie hat sich während der noch gar nicht so langen Geschichte der Entwicklungspsychologie herauskristallisiert und wird inzwischen allgemein akzeptiert:

Entwicklung ist eine Reihe von untereinander verbunden Veränderungen, die auf der Basis von Reifen und Lernen zu ungefähren Zeitpunkten im Leben eines Menschen auftreten.

Aus dieser Definition können wir Hinweise zur Beobachtung und zur Beurteilung der Entwicklung unserer Kinder ableiten.

1. Veränderungen in und an Kindern vollziehen sich nicht bei allen im gleichen Alter, aber in ähnlicher Reihenfolge, und sie bauen aufeinander auf.
2. Jedes Kind erwirbt im Laufe seiner Entwicklung eine Reihe von differenzierten Fähigkeiten, deren Entstehung von drei sich wechselseitig beeinflussenden ‹Ursachenbündeln› abhängt.

Diese Ursachenbündel sind:
- → die biologischen Veränderungen im Körper (Wachstum des Skeletts, Ausdifferenzierung des Nervensystems, Zusammenwirken verschiedener Organe und Funktionen, Veränderungen im Hormonsystem),
- → die Anforderungen der Umwelt (Eltern, Geschwister, Kindergarten, Wohngebiet, ökonomische Voraussetzungen),
- → die eigenen Erwartungen, Bedürfnisse und Handlungsmotive des Kindes.

Indem das Kind sich Entwicklungsanreize aus diesen drei Bereichen sucht und gleichzeitig auf ihre Anforderungen reagiert (indem es sie erfüllt oder nicht erfüllt), entwickelt es sich weiter. Es steht also im aktiven Austausch mit seiner Umwelt. Sein Organismus sucht sich diejenigen Impulse, die die Reifung weitertreiben, und entwickelt damit neue Handlungs- und Erkenntnismöglichkeiten. Gleichzeitig beeinflusst das Kind mit seinen neuen Möglichkeiten die Umwelt als handelndes Subjekt (nicht als behandeltes Objekt!). Es verändert sie, während es von ihr verändert wird.

Aus dieser Ansicht von Entwicklung ergibt sich die Rolle, die Eltern, Erzieher und Erzieherinnen, Ärzte und Therapeuten verkörpern sollten: Sie sind Anreger, nicht Gestalter der kindlichen Entwicklung. Sie stellen dem Kind Fragen, werfen Probleme auf, geben Anregungen, fühlen sich in Bedürfnisse, Absichten und Wahrnehmungen von Kindern ein, schaffen eine vielgestaltige anregungsreiche Lernumwelt. Sie tischen keine fertigen Antworten oder Lösungen auf. Sie vermitteln dem Kind nicht ‹Ich weiß, was gut für dich ist› oder zwingen Handlungsanweisungen und Rezepte auf.

Kinder gehen mit den selbst gestellten Fragen entsprechend ihren bereits vorhandenen Möglichkeiten um, und die Beantwortung ihrer Fragen führt sie allmählich in ein nächstes Entwicklungsstadium. Dabei wechseln Zeiten der Ruhe und Sicherheit mit Zeiten der Unruhe, des Suchens und der Unsicherheit ab, und jede Zeit der Zufriedenheit über neu erworbene Fähigkeiten und Einsichten ist das Ergebnis einer vorangegangenen Experimentierphase voller Zweifel und Unausgeglichenheit.

Um Fortschritte machen zu können, brauchen Kinder Begleitung, keine ausgeklügelten altersspezifischen Lernprogramme. Sie drängen selbst nach Anwendung und Erprobung und nach dem Erwerb neuer Fähigkeiten. Dies gilt für alle Kinder, auch für diejenigen mit Entwicklungsstörungen.

Fest steht, dass alle Menschen Entwicklungsaufgaben erfüllen, die – jede für sich – ihren Sinn haben und die nächstfolgenden vorbereiten» (vgl. Bodenburg 1988, S. 86–88).

Die Entwicklung beinhaltet die Vorgänge der Reifung, des Wachstums und des Lernens. Das Neugeborene beugt sich mit Rumpf, Armen und Beinen wie im Mutterleib. Indem es sich im Laufe der Zeit immer stärker streckt, «ent-wickelt» es sich aus seiner gebeugten Haltung und richtet sich immer höher auf, wenn es die Möglichkeit hat.

> Die Bewegungsentwicklung des Babys vollzieht sich
> 1. von innen nach außen,
> 2. vom Kopf zu den Füßen,
> 3. im Wechsel von asymmetrischen und symmetrischen Bewegungen.
>
> **Zu 1:** Das Baby lernt als Erstes, seinen Mund bewusst einzusetzen, danach die Augen, und später dreht es seinen Kopf, um Dinge zu verfolgen. Als Nächstes setzt es seine Schultern, seine Arme, Hände und schließlich seine Finger ein, um Dinge zu erreichen und zu betasten.
>
> **Zu 2:** Die Entwicklung geht weiter: Das Kind lernt, seinen Rumpf zu drehen und dann seine Beine und Füße zu bewegen. Erst im zweiten Lebensjahr lernt es, seine Zehen bewusst zu krallen oder zu spreizen.
>
> **Zu 3:** Am Anfang bewegt ein Baby sich hauptsächlich asymmetrisch, um festen Halt zu finden. Die zunächst sichere Basis verlässt es, um den Körper zur Mitte auszubalancieren. Es greift zur Mitte, erst mit einer Hand, dann mit beiden. Als Nächstes wählt das Kind wieder eine asymmetrische Bewegung. Es dreht sich zur Seite und danach in die Bauchlage (symmetrisch) usw.

Für Dr. Jaroslav Koch, auf den die Spiele und Anregungen des PEKiP zurückgehen, ist

> **«Bewegung ist eine der wichtigsten Ausdrucksformen der physischen und psychischen Entwicklung des Kindes»** (Koch 1969, S. 415).

Aus diesem Grund gab er Säuglingen möglichst große Freiräume und differenzierte Anregungen, um ihre Bewegungsentwicklung zu unterstützen. So wurden die Babys zum Spielen in großen warmen Räumen ganz ausgezogen, damit sie ohne einengende Kleidung ihren Körper erfahren und seine Bewegungsmöglichkeiten ausprobieren konnten, um beispielsweise einen Ball zu erreichen und zu be-greifen.

Die Welt kennen lernen

Die Kinder werden mit unserer Hilfe und Unterstützung auf das Leben in unserer Gesellschaft vorbereitet. Sie sollen lernen, in unserer Welt zu leben, indem sie sie «be-greifen» und «er-fassen».

Wir wollen den Kindern keine besondere Welt voller Spielzeug und ohne Ecken und Kanten bieten, sondern sie in unser Leben miteinbeziehen, indem sie in unserer Nähe sind und oft mit Dingen spielen, die wir benutzen. Das Kind kann Erfahrungen machen, auch schmerzliche wie z. B., dass der Couchtisch scharfe Kanten hat, denen man sich nur behutsam nähern darf. Der Erwachsene gibt dem Kind die Möglichkeit, Erfahrungen zu sammeln, indem es sich in unserer Umgebung aufhält.

Das Baby drückt von Anfang an schon seine Bedürfnisse aus und sucht nach Befriedigungsmöglichkeiten. Diese Kompetenz können wir dem Baby zutrauen. Der Säugling meldet sich, wenn er sich nicht wohl fühlt. Im Laufe der Zeit lernen die Eltern, das Verhalten des Babys differenzierter zu deuten und ihm das zu geben, was es gerade braucht.

Jeder Mann, jede Frau und auch schon Kinder können mit einem Baby angemessenen Kontakt aufnehmen. Befürchtungen, dies nicht richtig zu machen, sind meist grundlos. Besonders die Bezugspersonen verhalten sich dem Kind gegenüber normalerweise angemessen.

Am Anfang braucht das Baby sehr viel Nähe. Sein Urvertrauen stabilisiert sich, wenn es in einem Klima, in dem es sich emotional geborgen fühlt, aufwächst. Das Baby muss sich auf uns verlassen können. Wir vermitteln ihm Glaubwürdigkeit, Zuverlässigkeit und Anregungen. Durch einen rhythmischen Tagesablauf, bei dem die Bedürfnisse des Kindes mit seinen Essens-, Schlafens- und Spielzeiten berücksichtigt werden, reift das Kind zu einer gesunden Persönlichkeit, die neugierig und kontaktfähig ist.

Das Baby selbst ist von Geburt an aktiv. Es sucht z. B. mit seinen Augen nach Gegenständen, die es betrachten kann.

«Unser Markus dreht seinen Kopf immer in die gleiche Richtung, wenn er im Bett liegt. Ich fürchte, dass er sich einseitig entwickelt«, erklärte Regina (33, Lehrerin) besorgt an einem Elternabend.

Viele Babys fühlen sich am Anfang besonders von Helligkeit angezogen. Sie schauen in Richtung des Fensters. Legen Sie Ihr Baby mit dem Kopf zum Fußende ins Bettchen. Das Kind wird wieder die Lichtquelle suchen und so seinen Kopf zur anderen Seite drehen.

Schläft Ihr Baby in einer Wiege, nehmen Sie es heraus, wenn es wach ist, damit es sich auch anderen Dingen zuwenden kann als den Wänden der Wiege. Sie können auch ein Mobile über seiner Wiege befestigen, sodass Ihr Baby sich nach dem Aufwachen für eine Weile selbst unterhalten kann.

Wenn Sie dem Baby vielfältige Anreize bieten, die seinem Entwicklungsstand, seinen Fähigkeiten und Fertigkeiten entsprechen, wird seine Motivation geweckt, aktiv zu werden und etwas Neues auszuprobieren.

Spiele können einfach aufgebaut sein, um seine körperliche und geistige Entwicklung zu unterstützen und wichtige zwischenmenschliche Beziehungen herauszubilden.

Achten Sie darauf, dem Baby nicht zu viel anzubieten und ihm Zeit zu lassen, sich intensiv und lange mit einer Sache oder Situation zu beschäftigen. Außerdem orientieren wir uns am Entwicklungsstand, dem bisherigen Erfahrungsschatz und der Besonderheit jedes Kindes.

«Karina hat lange auf dem Bauch mit der Rassel gespielt. Sie lässt sie fallen und guckt sich im Raum um. Als ich ihr etwas anderes zeige, wendet sie demonstrativ den Kopf weg» (Brunhilde, 27, Drogistin).

Berücksichtigen Sie, dass Karina schon eine Leistung vollbracht hat, indem sie sich längere Zeit auf die Rassel konzentriert hat. Sie braucht ein wenig Ruhe, um die heutigen Erfahrungen zu verarbeiten. Danach wird sie selbst entscheiden, ob sie die Rassel wieder aufnimmt, sich etwas anderem zuwendet oder eine Ruhepause einlegt. Wir brauchen dem Kind nichts Sensationelles, Herausragendes zu bieten, wir sollten nur gut hinsehen, was dem Baby jetzt gut tut.

So fängt der kleine Mensch an, selbst Entscheidungen zu treffen.

> **Lassen Sie das Baby all das selber tun, was es schon beherrscht.**

Wenn wir das Baby an- oder ausziehen, sprechen wir mit ihm und erklären, was wir gerade tun. Also zum Beispiel:
«Anke, jetzt ziehen wir zuerst das Hemd an, damit du nicht frierst. Dafür musst du mir deinen Arm geben. So hast du es gut gemacht. Jetzt ist die andere Seite dran. Auch hierbei hast du schön geholfen.»
Das Kind konzentriert sich auf diesen Vorgang und wird sich im Laufe der Zeit immer mehr daran beteiligen. Das Gleiche gilt für andere Handlungen des täglichen Lebens wie z. B. das Essen. Auch hier regen wir das Kind an und beteiligen es, indem wir mit ihm sprechen. Die Sprachentwicklung beginnt schon, wenn die Eltern und ihr Kind erstmalig miteinander Zwiesprache halten, direkt nach der Geburt, eigentlich schon vor der Geburt, wenn das Gehör des Kindes so weit entwickelt ist, dass es den Rhythmus und die Melodie der mütterlichen Sprache wahrnimmt.

> **Im Kind ist eine ungeheure Menge an Entwicklungsmöglichkeiten verborgen, von der wir bis heute keine Ahnung haben (J. Koch 1969, S. 414).**

Es ist gar nicht so einfach, die richtige Balance zwischen Abwarten und Anregen, Wahrnehmen der Bedürfnisse und seinen Reaktionen und Aktivitäten fürs Kind zu finden. Aber trösten Sie sich: Mit der Zeit werden Sie das richtige Maß herausfinden.

Wenn das Baby auf die Welt kommt, kann es u. a. schon riechen, sehen, hören und atmen. Der Mund und die Haut sind die Organe, mit denen das Kind am Anfang hauptsächlich Kontakt zur Außenwelt aufnimmt. Der Mund ist das Zentrum der ersten Annäherung an das Leben und das vorrangige Organ sinnlicher Befriedigung. Der Mund ist nicht nur für die Nahrungsaufnahme wichtig. So nimmt es bald seine Hände in den Mund wie das Baby auf dem Foto (s. nächste Seite).

Später wird z. B. eine Rassel angeschaut, ergriffen und begierig zum

Die Welt kennen lernen

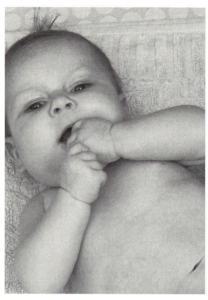

Mund geführt. Deshalb lassen wir das Baby die Dinge, die wir ihm geben, auch mit dem Mund erkunden. Der Mund spielt im gesamten ersten Lebensjahr eine bedeutende Rolle.

Das Baby hat von Anfang an ein großes Kontaktbedürfnis. Besonders die menschliche Stimme und das Mienenspiel lösen Reaktionen beim Kind aus. So werden Sie sicher schon Folgendes bemerkt haben: Sie beugen sich über Ihr Baby und sprechen intensiv mit ihm. Ihr Kind zeigt starke Bewegungsreaktionen, indem es anfängt, mit den Beinen zu strampeln und mit den Armen zu rudern.

Wir müssen lernen abzuwarten, bis unser Baby seinem eigenen Rhythmus entsprechend seine Entwicklungsschritte macht.

Das Neugeborene lernt im Laufe der Zeit seinen Körper kennen. Es weiß am Anfang noch nicht, dass es Finger, Hände, Arme, Beine, Füße und Zehen hat, die es bewegen kann. Bei seinen eigenaktiven Bewegungen erfährt sein Gehirn wichtige Impulse, die dafür sorgen, dass sich die «Vernetzungen» zwischen den Nervenzellen weiter ausbilden.

Für das Baby ist die Nähe eines Menschen unerlässlich, der auf sein Verhalten interessiert reagiert, mit ihm schmust, es streichelt und trägt. Durch Körperkontakt, besonders wenn das Baby nackt ist, helfen wir ihm, seinen Körper gefühlsmäßig zu begreifen. Dies unterstützt die gesunde Entwicklung.

> **Jedes Baby braucht seine ihm eigene Zeit, um sich zu entwickeln.**

Wenn wir das Baby in seiner Entwicklung unterstützen wollen, sollten wir wissen, dass ein Entwicklungsschritt auf den anderen folgt. Innerhalb einer bestimmten Zeit lernt ein gesunder Säugling normalerweise bestimmte Fähigkeiten.

Neue Entwicklungsschritte beginnen schon, wenn die vorherigen noch nicht voll beherrscht werden. Es lassen sich jeweils drei gleichzeitig nebeneinander verlaufende Stadien der Bewegungsentwicklung beobachten.

Während eine Fertigkeit wirklich beherrscht wird, arbeiten die Kinder gleichzeitig an der Perfektionierung der nächsthöheren, die sie in Ansätzen schon ausführen können. Ebenfalls wird schon eine noch höhere, noch anspruchsvollere Funktion in Angriff genommen.

Das lernt ein Baby z. B. bei der Bauchlage mit ca. drei Monaten:
– Das Baby beherrscht den Unterarmstütz.
– Es nimmt manchmal eine Hand nach vorn, um ein Spielzeug zu ergreifen, beherrscht dabei die Balance des Oberkörpers noch nicht voll.
– Und drittens versucht das Baby schon, sich nur auf den Händen abzustützen, und kippt oft dabei um, da es in dieser Lage das Gleichgewicht noch nicht halten kann.

Wenn wir diese Stadien beim Baby beobachten,
– lassen wir es oft auf dem Bauch liegen, weil es sich in dieser Haltung wohl fühlt,
– reichen wir ihm in der Bauchlage ein Spielzeug, damit es Möglichkeiten hat, sich zu stabilisieren, wenn es nach vorn greift,
– achten wir darauf, dass das Baby so liegt, dass es sich beim Umkippen nicht wehtut, indem wir für eine nicht zu harte Unterlage sorgen, und das Baby nicht in die Nähe eines Gegenstands legen, an dem es sich stoßen kann.

Wenn das Baby unangenehme Erfahrungen macht, stellt es manchmal das Ausprobieren neuer Stufen für eine gewisse Zeit ein.

Das Kind will die Ausweitung seines Könnens erfahren und darin in angemessener Weise unterstützt werden. Dabei ist es wichtig, keinen Entwicklungsabschnitt vorwegzunehmen. So lernt ein Kind beispielsweise nicht dadurch früher sitzen, dass es in eine Wippe gesetzt wird. Im

Gegenteil: Dies hemmt seine motorische Entwicklung, da es erst die Sitzhaltung im Liegen auf dem Rücken und auf der Seite lernt, und schädigt sein Muskelspiel und die noch weichen Knochen.

Kein Hilfsmittel kann das bewirken, was liebevolle Zuwendung erreicht.

Anregungen für gelungene Zuwendungen

Beobachten Sie sich einmal selbst, wenn Sie mit Ihrem Kind spielen, ob Sie nicht das eine oder andere Verhalten an sich feststellen:
– Erhöhte Stimmlagen hören Babys besser.
– Übertriebene Sprachmelodie und ansteigende Stimme als Aufforderung zum Spiel.
– Monotone Sprachmelodie, um das Kind zu beruhigen.
– Betonung. Wichtige Worte werden gedehnt gesprochen.
– Wiederholung bei melodischen Sätzen wie: «Wo ist Tina denn?»
– Blickkontakt und eindeutige Zuwendung, sonst reagiert das Baby kaum, etwa bei Sprache aus dem Radio.
– Einfache Sprache. Einwortsätze und Namen statt du oder ich: «Mama bringt Tina in die Heia.»
– Nähe: Neugeborene sehen in einer Entfernung von 20 cm am besten. Bezugsperson hält diesen Abstand ein.
– Babysprache wie «wauwau», «hamham» ist gut. Sie besteht aus Vereinfachen, Wiederholen und Übertreiben. Es ist der Einstieg in die richtige Sprache und verliert sich im Laufe der Zeit.
– Wechselspiel führt dazu, dass das Kind Wünsche immer differenzierter ausdrückt.

Hat das Kind die Erfahrung gemacht, dass seine Mutter auf Signale zuverlässig reagiert (trösten bei Weinen – hinlegen bei Müdigkeit), wird es weniger weinen. Es spürt, dass sein Wohlergehen für die Mutter wichtig ist, und vertraut ihr. Geht die Mutter nicht auf das Baby ein, wird es weniger ihren Kontakt suchen.

Beobachten des Babys und Beziehung aufnehmen

Das Neugeborene fordert uns durch seine Körperform (großer Kopf, kleiner Körper), seine Hilflosigkeit und Ausstrahlung auf, uns ihm zuzuwenden. Sogar Kinder und gestandene Männer fangen an zu gurren, heben die Stimme und schneiden Grimassen, um das Baby auf sich aufmerksam zu machen.

Vieles übt das Kind schon im Mutterleib, z. B. die Bewegungen des Mundes, das Öffnen der Augen und das Daumennuckeln. Nie geübt hat es vor der Geburt, Blickkontakt aufzunehmen, beherrscht diese grundlegende Leistung aber schon direkt nach der Geburt, wenn es seine Eltern intensiv anschaut. Dieser Blick hat eine direkte Wirkung auf das Verhalten der Eltern. Durch diesen wechselseitigen Blickkontakt reagieren beide aufeinander: das Neugeborene und seine Eltern. Durch diese Kommunikation entsteht eine gesicherte Erwachsenen-Kind-Bindung, die als Hauptquelle einer guten psychischen Entwicklung gilt. Jedes Baby wendet sich durch aktives Verhalten seiner Umwelt zu und versucht, Beziehung herzustellen und Bindung aufzubauen. Es tut dies instinktiv durch starke Mundbewegungen, Ausbreiten und Öffnen der Arme oder weit geöffnete Augen.

Der Erwachsene reagiert meist mit intensiver Zuwendung. Der Säugling lernt, dass sein Verhalten Reaktionen und Konsequenzen hervorruft.

Das Baby lernt durch promptes Handeln seiner Bezugsperson, dass bestimmte Aktivitäten Signalwert besitzen:

Es schreit – die Mutter kommt.

Es brabbelt – die Erwachsenen freuen sich.

Das Baby findet mit der Zeit heraus, welchen Effekt beispielsweise sein Schreien und Brabbeln hervorrufen. Es entsteht ein wechselseitiger vorsprachlicher Verständigungsprozess.

Untersuchungen zum kommunikativen Austausch zwischen Kindern in den ersten Lebenswochen und Erwachsenen haben gezeigt, dass durch Intensität des Dialogs die emotionale Entwicklung begünstigt wird.

> Nehmen Sie sich Zeit, und lassen Sie sich auf Ihr Kind ein, wenn es wach ist, nach Ihrer Aufmerksamkeit verlangt und mit Ihnen spielen will.

Erledigen Sie Ihre augenblickliche Arbeit zu einem späteren Zeitpunkt.

Das Baby ist dann vielleicht schon wieder müde und schläft.

> Voraussetzungen, um mit Ihrem Baby in intensiven Kontakt zu kommen:
> – Schenken sie ihm in bestimmten Situationen Ihre ungeteilte Aufmerksamkeit;
> – akzeptieren Sie Ihr Kind so, wie es ist, und zeigen Sie ihm echtes Interesse am Kontakt;
> – lassen Sie sich auf die beschränkten Fähigkeiten des Kindes ein.

Der Säugling erfährt die Welt durch seine Bezugspersonen, deren Stimme, Gesicht, Kopf, Körper und Geruch. Das Baby wird dazu angeleitet, sein eigenes Wissen zu konstruieren. Die diffusen Gefühlsäußerungen können sich nur weiterentwickeln, wenn sie im zwischenmenschlichen Kontakt aufgenommen und wiedergegeben werden. Dabei muss der Erwachsene verstehen, was das Baby, das ja noch nicht richtig sprechen kann, durch Laute, Gestik und Mimik ausdrückt. Wenn niemand die Gefühlsäußerungen des Babys teilt, sie gebührend bewundert und dies dem Säugling mitteilt, wird ein Kind seine Gefühle nicht gut entwickeln und differenzieren können.

Das Baby lernt durch Beobachtung, Gefühlsbedeutungen wahrzunehmen, zu erfassen, aufzunehmen, anzunehmen und auszudrücken – genau wie der Erwachsene.

Die Eltern halten ihrem Kind einen so genannten biologischen Spiegel vor. Das Baby entdeckt die eigene Mimik im großen Gesicht wieder und bekommt dadurch bestätigt, dass es auch ein Mensch ist. Das Kind wiederum beginnt das zu imitieren, was es bei dem Erwachsenen sieht.

«Wenn ich meinen Sohn Lennart anlächle, quiekt er mich an, sieht mein Lächeln und strahlt zurück. Er verzieht das Gesicht genauso, wie ich es beim Lächeln mache» (Birgit, 33, zweites Kind, Chemikerin).

Hier handelt es sich um einen geglückten Kontakt. Die Mutter verhält sich dem Kind offen zugewandt, und das Baby folgt dem Spiel der Mutter. Der Dialog zwischen Eltern und ihrem Kind ist für beide Seiten befriedigend, wenn Vater und Mutter das Kind verstehen und in richtiger Weise darauf eingehen, sich vom Kind beeinflussen lassen und darauf angemessen reagieren. Kinder brauchen Blickkontakt und ein Echo im Gesicht des Gegenübers. Ein lächelnder Mund gefällt dem Baby am besten, aber sein Interesse erlahmt, wenn sich das Gesicht nicht bewegt, wie etwa bei einer Puppe.

Ist eine Frau oft nervös oder von der Grundstimmung unzufrieden, kann sie ihr Kind verunsichern, sodass es ebenfalls gereizt und unausgeglichen erscheint. Sie haben solche Beobachtungen sicher schon bei sich selbst oder bei Bekannten gemacht. Manchmal gibt es eben solche Situationen oder auch ganze Tage, an denen alles schief läuft und sich Baby und Mutter oder Vater regelrecht hochschaukeln in ihren schlechten Gefühlen.

Wenn ein Kind zu wenig Aufmerksamkeit bekommt und auf seine Bedürfnisse nicht eingegangen wird, leidet es an fehlender Anregung und wird seine Bedürfnisse immer weniger gut ausdrücken. Auf der anderen Seite kann ein Kind seine Eigenständigkeit nicht weiterentwickeln, wenn seine Bezugspersonen sich übermäßig bemühen, seine Entwicklung zu fördern.

Wie einfühlsam gehe ich mit meinem Baby um? Das können Sie sich mit folgenden Fragen selbst beantworten:

→ Schaut es mich an?
→ Was sagt mir sein Gesichtsausdruck?
→ Versucht es, mit seiner Stimme mir zu antworten?
→ Will es mich berühren?

Das Baby lernt, mit zunehmendem Alter sich differenzierter auszudrücken, wobei sich der Erwachsene und das Kind gegenseitig beeinflussen.

Das Baby nutzt folgende Ausdrucksmöglichkeiten:
- Es weint vor Unbehagen,
- es setzt seine Mimik und Gestik ein, um sich auszutauschen,
- es nimmt Blickkontakt auf und äußert Laute, wenn es sich differenziert ausdrücken will.

Der Erwachsene zeigt sein Interesse am Austausch mit dem Baby, indem er
- Babysprache benutzt,
- auf lautliche Äußerungen des Kindes eingeht und diese wiederholt oder dem Kind durch Erzählen die Welt erläutert,
- sich auf die momentane Aufmerksamkeit des Kindes und sein Verhalten einstellt.

Die folgende Situation kann das veranschaulichen: Lara hat von 10 bis 11 Uhr geschlafen, nachdem die Mutter sie gefüttert hat. Lara fängt an, Töne von sich zu geben. An der Stimme hört die Mutter, dass Lara aus dem Bett will. Als ihre Mutter kommt, strahlt Lara sie an und streckt ihr ihre Arme entgegen. Auf dem Wickeltisch versucht sie, die Mutter anzufassen, und strampelt mit ihren Beinen. Die Mutter merkt, dass Lara jetzt gern spielen möchte. Sie selbst will aber Essen kochen, da ihr Mann bald nach Hause kommt. Also legt sie Lara auf eine Decke in der Küche auf den Boden. Lara brabbelt und die Mutter antwortet ihr. So unterhalten sich die zwei eine Weile. Laras Laute werden unzufriedener. Das Essen ist noch nicht fertig. Die Mutter dreht Lara vom Bauch auf den Rücken. Kurze Zeit genießt Lara das. Aber dann fängt sie an, ihre Mutter durch Schreien zu «rufen». Der Salat muss noch fertig gemacht werden, aber Lara weint inzwischen. Die Mutter setzt sich zu ihr. Lara strahlt, und die beiden spielen. Als Laras Vater zum Essen kommt, spielen die beiden immer noch am Boden. Der Vater beendet die Vorbereitungen zum Mittagessen und nimmt Lara auf seinen Schoß. Sie freut sich, mit ihm zu essen, und spielt noch eine Weile mit ihm. Laras Bewegungen werden fahriger, ihr Gesichtsausdruck unzufrieden. Der Vater trägt sie ins Bett, singt ihr noch ein Lied vor, und Lara schläft ein.

> **Die Arbeit läuft dir nicht davon, wenn du deinem Kind den Regenbogen zeigst. Aber der Regenbogen wartet nicht, bis du mit deiner Arbeit fertig bist.**

So ging es nicht immer in dieser Familie zu. Früher hatte die Mutter weniger auf Lara geachtet und zunächst das Essen zubereitet. In der Zwischenzeit hatte diese sich so in Rage geschrien, dass sie sich nicht so schnell beruhigen ließ, als der Vater kam. Die Mutter war durch das Schreien mit den Nerven völlig am Ende, und Lara konnte auch nicht essen, weil sie vom Schreien völlig erschöpft war. In einem Gespräch miteinander klärten die Eltern, dass jetzt in den ersten Monaten die Bedürfnisse der Tochter einfach Vorrang haben müssten. Dies wird sich mit zunehmendem Alter und Verständnis des Kindes sicher verändern. Zu einer solchen Einsicht konnten die Eltern gelangen, nachdem sie sich Zeit für ihr Kind genommen und es gut beobachtet hatten.

> *Lassen Sie sich Zeit, Ihr Baby zu beobachten.*
> Achten Sie darauf,
>   was es mit seinen Händen macht,
>   was sein Körper aussagt,
>   wie seine Lautäußerungen sind,
>   wohin es schaut.
>   Reagieren Sie auf sein Verhalten, und beobachten Sie weiter, ob Ihre Reaktion das ist, was Ihr Baby im Moment benötigt.

In PEKiP-Gruppen wird viel Wert auf Beobachtung der Kinder und der Beziehung zu ihren Müttern und Vätern gelegt. Eine Kollegin von mir, Dana Kubani, hat für ihre Dissertation einige Untersuchungen zu elterlichem Verhalten in PEKiP-Gruppen durchgeführt und festgestellt, dass Teilnehmer an einer Gruppe sich am Ende des Kurses sensibler ihrem Baby gegenüber verhielten als zu Beginn der Gruppenarbeit.

In der PEKiP-Gruppe nehmen wir uns die Zeit, unsere Babys zu beobachten und in Ruhe mit ihnen zu spielen.

> *Die fünf Schritte, um gut miteinander zu spielen*
> (nach Jaroslav Koch)
> 1. Die Mutter bietet dem Kind, das sie beobachtet hat, ein Spiel an, das für das Kind im Moment richtig zu sein scheint.
> 2. Sie beobachtet die Reaktion des Kindes.
> 3. Sie interpretiert die Reaktion des Kindes.
> 4. Sie entscheidet, wie sie auf die Reaktion des Kindes reagieren will.
> 5. Sie handelt entsprechend ihrer Entscheidung, und zwar prompt.

In den PEKiP-Gruppen werden Väter und Mütter darin unterstützt, Anregungen, die dem Entwicklungsstand des Babys angemessen sind, mit ihrem Kind spielerisch auszuprobieren.

Leben ist Bewegung von Anfang an

Die Bewegung ist Ausdruck des Lebens. Das Neugeborene zeigt von Anfang an Bewegungen, die angeboren sind und sein Überleben in den ersten Wochen und Monaten sichern. Dabei reagiert es schon auf die äußeren und seine inneren Reize. Der Säugling ist vom ersten Tag an in der Lage, mit seinem Bewegungs«muster» auf die Umwelt und ihre Anforderungen aktiv zu reagieren.

Über den Körper erfahren und erfassen wir die Reize unserer Umwelt. Dann ordnen, werten und speichern wir sie. Das Neugeborene ist durch seine neurophysiologische Ausstattung in der Lage, auf die Reize zu reagieren. Zunächst passiert dies mit Hilfe der Bewegungs«muster», die sich aber sehr schnell in willkürlich gesteuerte Bewegungen und somit Antworten auf die Umwelt weiterentwickeln.

Ein Baby fühlt sich wohl, wenn es im ruhigen oder aktiven Wachzustand mit seinen Bewegungen auf die Welt einwirken und Reize und Antworten empfangen kann. Die PEKiP-Spiele bieten dem Baby entwicklungsangemessenen Kontakt und Kommunikation mit seinen Bezugspersonen und seiner Umgebung. Sie selbst wissen, wie anstrengend es ist, irgendwo still verharren zu müssen, wenn Sie sich bewegen wollen. Ebenso ergeht es den kleinen Menschen. Das Neugeborene will sich eigenaktiv mit seinen angeborenen Kompetenzen durch Bewegung der

Umwelt stellen. Jaroslav Kochs Devise war in der Elternberatung: «Heraus aus dem Bettchen!»

Vertrauen Sie im Spiel mit Ihrem Kind auf dessen Kompetenzen. Wie Sie beobachten können, ist bereits das Neugeborene in der Lage, Arme, Beine und Gesicht bei unangenehmen Reizen wegzuziehen. Auch helfen lebenslang bestehende Reflexe dem Menschen, mit zu starken Reizen zurechtzukommen:

« Manchmal gebe ich meinem Sohn einen Löffel zum Spielen, wenn wir am Esstisch sitzen. Ich weiß nicht, ob das richtig ist und er sich nicht verletzt, da er oft anfängt zu würgen. »

Bei Säuglingen liegt die Zone, die das Würgen auslöst, weiter vorne im Mund. Deshalb würgen sie leicht, wenn sie einen Gegenstand in den Mund stecken.

«Wenn ich Inga sanft an der Wange drücke, um das Gesicht zur Brust zu drehen, will sie den Kopf immer zur Hand drehen», erzählte Marion (34, Buchhalterin).

Inga ist von der Natur gut ausgestattet: Immer wenn sie etwas an der Wange spürt und wenn dies auch noch warme weiche Haut ist, kann sie ihren Kopf auch entgegen der Schwerkraft zur vermuteten Nahrungsquelle drehen.

Streicheln Sie deshalb Ihrem Baby die Wange an der Seite, wo sich die Nahrungsquelle befindet. So will und kann sich das Baby den Anforderungen der Umwelt stellen. Es tut den ersten winzigen, aber selbständigen Schritt, eigenverantwortlich für sich zu sorgen.

Den Saugreflex beobachten Sie ja täglich bei Ihrem Kind. Zunächst gibt dieses angeborene Programm dem Säugling die Möglichkeit, Nahrung zum Überleben aufzunehmen. Sehr bald können Sie aber das «nicht-nährende Saugen» beobachten, mit dem das Baby seine Fertigkeit, demnächst Laute zu bilden, ausprobiert. Und noch etwas: Mit Schmatzlauten ist das Baby sofort in der Lage, die Aufmerksamkeit der Bezugsperson zu erregen. In diesem Fall will es möglicherweise nicht trinken, sondern spielen! An Gegenständen saugen setzt eine wochenlange Erfahrung voraus: Saugen, Sehen und Greifen sind als «Bewegungsmuster» mitgegeben. Die Koordination, das Zusammenspiel dieser Bewegungen ist ein weiterer wichtiger Entwicklungsschritt. Die PEKiP-Spiele für die ersten Lebenswochen helfen dem Baby, seine angeborene Bewegungsgrundausstattung zu entwickeln, sich hier eigenaktiv zu regulieren und immer selbständiger mit den Anforderungen der Umwelt umzugehen.

Viele PEKiP-Spiele unterstützen das Baby, mit seinen angeborenen Bewegungsreaktionen mit der neuen Lebenssituation «Es gibt eine Schwerkraft» umzugehen, aus den Erfahrungen zu lernen und seine Bewegungen zu verändern.

Da ist zum Beispiel das reflektorische Kriechen. Vermutlich von der Natur mit dem Ziel eingesetzt, dass in Notsituationen (mir ist kalt, es ist mir zu hell, ich spüre Hunger) der Säugling sich selber helfen kann. Hier vielleicht, um zur Nahrungsquelle Brust zu kriechen.

«Schon in den ersten Tagen, die unser Olaf zu Hause war, passierte es immer wieder, wenn ich ihn in die Mitte des Bettchens oder in den untersten Teil des Kinderwagens legte, dass er mit seinem Kopf am oberen Rand lag, wenn ich wiederkam» (Beate, 28, Friseurin).

Durch dieses reflektorische Kriechen in den ersten Lebenswochen werden auch Spannungen abgebaut. Das Baby strengt sich an und kann gut schlafen. Manche Babys fühlen sich am Anfang wohler, wenn sie nach der langen Zeit im engen Uterus auch beim Schlafen Begrenzungen erleben, wie dies zum Beispiel eine Wiege bietet. Es werden auch Schaumstoffbegrenzungen für normale Kinderbetten angeboten. Beobachten Sie Ihr Baby, und entscheiden Sie dann, was ihm mehr behagt. Aber schon nach wenigen Wochen möchte Ihr Baby vielleicht ein größeres Bett zum Schlafen haben.

Das von der Natur mitgegebene Kriechen baut das Baby im Laufe seines ersten Lebensjahres durch vielfältige Erfahrungen in zielgerichtet eingesetztes Robben und Krabbeln um.

Ein Spiel für das «Krabbeln» in den ersten Lebensmonaten können Sie anbieten:

Den Füßen in der Bauchlage Widerstand geben

Wir legen das Baby in der Bauchlage vor uns und geben den Füßen durch unsere Hände Widerstand. Das Neugeborene wird seine Beine an-

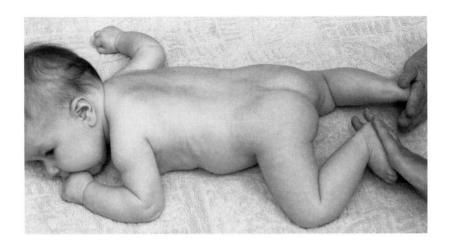

winkeln, strecken und versuchen, sich durch den Widerstand unserer Hände nach vorn zu schieben. Jede dieser Bewegungen fördert das Wollen und Handeln. Die Bewegung des Kindes entsteht durch das Anwinkeln und Strecken der Beine.

Jeder Mensch hat eine individuelle Muskelspannung (Muskeltonus). Macht sich Ihr Baby bei diesem Spiel steif und kommt nur langsam von dieser starken Muskelspannung in einen normalen Tonus, ist das Spiel jetzt nicht geeignet.

Mit einer wichtigen Bewegungs-Reaktion ist der Mensch nicht von Geburt an ausgestattet. In der Auseinandersetzung mit der Schwerkraft lernen Babys erst im zweiten Halbjahr, sich beim Fallen mit den Armen abzustützen, um den Kopf zu schützen. Im Gegensatz zu den ersten reflektorischen Bewegungen bleibt diese Reaktion ein Leben lang erhalten. Viele PEKiP-Spiele unterstützen die Entwicklung dieser «Sprungbereitschaft».

Neben seiner individuellen Muskelspannung (normal, niedrig, hoch) muss das Baby wegen der Schwerkraft immer eine passende Muskelspannung für eine Haltung oder eine Bewegung einsetzen. Bei dieser Koordinationsarbeit können Sie Ihr Baby unterstützen. Einer der Grundsätze bei den PEKiP-Spielen ist, dass Spannung und Entspannung im guten Rhythmus aufeinander folgen. So bieten sich aktives Spielen und Ausruhen und Schauen im Wechsel bei diesem Spiel an:

Einen Finger zum Festhalten reichen

Die Greifreaktion ist von Geburt an vorhanden. Sobald die Handinnenflächen berührt werden, schließt sich die Hand fest. Solange der Reiz besteht, bleibt die Hand geschlossen.

Wir halten dem Baby den Daumen oder den Zeigefinger an die Innenfläche der Hand. Das Kind spürt ihn und hält ihn reflexhaft fest. Jetzt können wir unseren Finger ein wenig bewegen. Das Kind hält weiter fest und wird seinen Arm oder sogar seinen Körper mitbewegen.

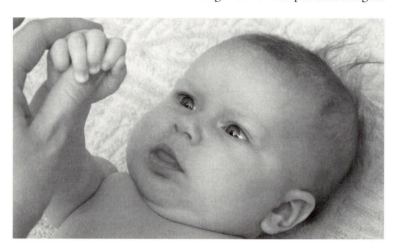

«Unsere fünf Wochen alte Miriam klammert sich mit Vorliebe in meinem Bart fest. Sie hält so fest, dass ich es kaum schaffe, ihre Fingerchen zu lösen. In der PEKiP-Gruppe riet mir die Kursleiterin, Miriams Hand an der Außenseite oder auf dem Handrücken zu streicheln. Es fasziniert mich immer wieder, wie schnell sie dann meinen Bart loslässt.» (Jörg, 35 Jahre, Soziologe)

Mit PEKiP-Anregungen soll kein Kind zum Spitzensportler trainiert werden. Ihr Baby ist von Natur aus kompetent und bringt alles mit, was es zu seiner Weiterentwicklung braucht. Geben Sie ihm die Möglichkeit zur Bewegung und zum Lernen, z. B. eine Haltung zu finden (der Kampf mit der Schwerkraft!) und diese Haltung für eine Bewegung aufzugeben, um dann wieder in eine Haltung zurückzufinden. Diese Fähigkeit zur «Flexibilität» kann jeder Mensch gut gebrauchen. Beim folgenden PEKiP-Spiel erprobt das Baby auf dem Rücken liegend eine Haltung und danach eine Bewegung. Es leistet höchste Koordinationsarbeit und empfindet großen Spaß und Bestätigung. Diese kleine Koordination bedeutet für den Säugling wieder einen Riesenschritt auf dem Weg zur Selbständigkeit.

Den Füßen in der Rückenlage Widerstand geben

Auch in der Rückenlage können wir das Baby durch leichtes Drücken mit unseren Daumen oder der flachen Hand gegen seine Fußsohlen zu rhythmischem Beugen und Strecken seiner Beine veranlassen. Achten Sie darauf, dass die Bewegung vom Kind ausgeht. Bei dieser so genannten Magnetreaktion bleibt das Kind mit seiner Fußsohle im Kontakt mit der Hand, auch wenn wir sie zurückziehen. Wenn das Baby gerade keine Lust hat oder diese Reaktion nicht mehr vorhanden ist, wird es keinen Widerstand geben. Auch hier ist es wichtig, dass das Kind die Beine nicht durchstreckt. Sonst ist das Spiel für dieses Kind im Moment nicht geeignet.

Die abwechselnden Beuge- und Streckbewegungen wirken sich auf den gesamten Körper aus. Wir finden sie z. B. in der wechselseitigen Bewegung beim Kriechen, Krabbeln und Laufen wieder.

Auch zeigt Ihr Kind Ausgleichsbewegungen, um z. B. beim Liegen eine möglichst große Auflagefläche zu haben.

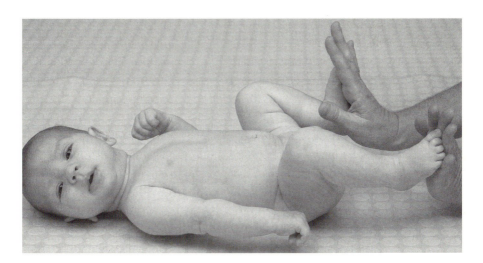

Leben ist Bewegung von Anfang an

Leben ist Bewegung von Anfang an. Neben den angeborenen Bewegungsmustern, dem individuellen Muskeltonus, dem Willen zur Koordination, ist das Baby mit einem Empfangssystem ausgestattet. Es hat bei jeder Bewegung sofort ein Empfinden für die Veränderung und für wieder neue Bewegung. Die Empfindungen werden im Gehirn verarbeitet, und das Baby meldet sie zurück mit Bewegung. Ein Beispiel für dieses Lernen ist die Anregung, dem auf dem Rücken liegenden Baby einen Wasserball vor die Fußsohlen zu halten (s. Seite 96).

Aus den wiederkehrenden Rückmeldungen zu seinen Bewegungen lernt das Baby nach und nach, sich sozusagen vorausschauend auf die Situation einzustellen. Mit seinen ganzen Bewegungen und Körperhaltungen wird es immer besser den Ball treten. Es lernt in diesem frühen Alter, für sich zufrieden stellende, erfolgreiche Situationen zu schaffen, es lernt zu planen, das heißt zu denken.

Mit dem Prager-Eltern-Kind-Programm können Eltern schon in den ersten Lebenswochen ihr Baby in seiner Entwicklung zum selbständigen Menschen unterstützen. Die Spiele fürs erste Vierteljahr knüpfen an die Kompetenzen der Babys (reflektorische Bewegungsmuster) an und nutzen diese zur Unterstützung der Bewegungs- und Wahrnehmungsentwicklung. Von Bedeutung ist, dass das Baby die Chance hat, sich aus eigener Initiative im Zusammenspiel mit den Eltern zu bewegen.

Tragen und getragen werden

Ein wichtiger Ausgangspunkt des PEKiP ist die von J. Koch so genannte Transporthypothese. Bei anderen Völkern tragen die Frauen ihre Kinder während der Arbeit auf dem Rücken oder der Hüfte und ermöglichen ihnen dadurch gleichzeitig einen Spannungsabbau – bedingt durch die ständigen, auf den Säugling übergehenden Bewegungen, durch den Haut- und Körperkontakt und die Übertragung von Wärmereizen. Das beruhigt den Säugling und macht ihm Freude. In Wachzeiten ist es für das Baby zeitweilig angenehmer, getragen zu werden, als zu liegen.

Wie nehmen wir ein Neugeborenes hoch?

Früher wurde Eltern beigebracht, das Kind aus der Rückenlage hochzunehmen. Dabei war es wichtig, den Kopf abzustützen.

Es gibt eine einfache Möglichkeit, bei der sich das Kind aktiv beteiligt.

Wenn Sie Ihr Baby seitlich hochnehmen, wird es sich aktiv an dieser Bewegung beteiligen.

Das Baby über die Seite hochnehmen

Liegt das Baby auf dem Rücken vor uns, umfassen wir seinen Rumpf mit beiden Händen wie eine Schale, drehen es auf der Unterlage auf eine Seite, ein klein wenig mehr Richtung Bauchlage und nehmen es erst dann hoch. Zuerst wird der Kopf angehoben, dann der Rumpf und als Letztes die Füße. Wir nehmen das Baby immer über die Seite hoch, in die es gerade schaut. In dieser seitlichen Lage kann das Baby schon von Geburt an seinen Kopf halten. Auf dem ersten Foto wird es auf dem Boden leicht zur Seite gedreht, auf dem zweiten hebt es seinen Kopf selbständig an, und auf dem letzten Foto wird es ein wenig mehr Richtung Bauchlage gehalten, da es so den Kopf länger halten kann.

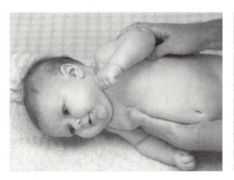
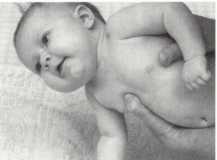
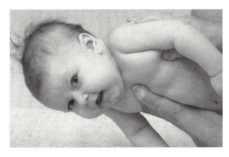

Tragen und getragen werden

Wenn das Baby oft in die gleiche Richtung schaut, motivieren wir es durch Anschauen und Drehen unseres Gesichtes, zur anderen Seite zu schauen, und heben es hoch. Es ist nämlich gut, das Baby abwechselnd über beide Seiten hochzunehmen. Wenn wir dagegen den Kopf bei jedem Hochnehmen abstützen, lernt das Baby nicht, ihn «selbst-ständig» zu halten und für ihn verantwortlich zu sein.

Nehmen wir das Baby über die Seite hoch, halten wir es so, dass es in aufrechter Haltung immer leicht nach vorn gebeugt ist. Wenn wir es an unsere Schulter legen, unterstützen wir das Baby mit unserer freien Hand an seinem Rücken und seinen Schultern.

Tragen wir das Baby in Rückenlage im Arm, wie man gewöhnlich Babys hält, ist es wichtig, dem Kopf Halt zu geben.

Beim Aufnehmen über die Seite heben wir es normalerweise über dieselbe Seite hoch, unsere «Schokoladenseite». Damit es sich allseitig entwickeln kann, sollten wir das Baby auch über die andere Seite hochnehmen und an die andere Schulter legen oder im anderen Arm tragen; es lernt dann, den Kopf auf beiden Seiten zu halten. Und das Kind hat jeweils eine andere Hand zum Greifen und Spielen frei. Auch wenn es Sie anschaut, wird es bei wechselnder Lage mal intensiver nach rechts oder links schauen und den Kopf bewegen.

Für den jungen Säugling ist es wichtig, dass wir ihn tragen. Wenn wir ihn auf dem Arm oder vor dem Bauch tragen, fühlt er unseren Herzschlag, der schon für den Fetus eine große Bedeutung hatte. Er ist beim Schlag des Herzens eingeschlafen und aufgewacht, hat sich in seinem Rhythmus bewegt und ausgeruht. Das fortlaufende «Bumbum» bedeutete für das Ungeborene Ruhe, Sicherheit und Liebe.

«Wenn unsere Lisa weint, nehme ich sie hoch und gehe mit ihr spazieren. Das Weinen kann ich nicht gut ertragen. Meine Mutter hat mich davor gewarnt, sie viel zu tragen. Sie meint, ich würde sie verwöhnen, und hinterher wolle Lisa nur noch getragen werden. Das möchte ich nicht» (Eva, 32, Architektin).

Am Anfang, wenn das Kind noch sehr klein ist, braucht es unsere Körperwärme. Der vertraute Herzschlag, unsere Stimme, unser Geruch, unsere Wärme und unser Bewegungsrhythmus beruhigen das Baby und geben ihm Vertrauen.

«Einige Bekannte sagen, dass ich Miriam verwöhnen würde, weil ich sie hochnehme, wenn sie weint. Ich weiß aber, dass sie oft Koliken hat. Wenn ich mir vorstelle, dass es mir nicht gut ginge und ich wollte ein wenig Zuwendung von meinem Mann und dieser würde sagen: Heute habe ich dich schon in den Arm genommen, mit deinem Unwohlsein musst du allein fertig werden, wäre ich sehr deprimiert. Dabei bin ich ein erwachsener Mensch, der weiß, dass Bedürfnisse nicht immer sofort erfüllt werden können» (Karin, Einzelhandelskauffrau, 28).

Was geht wohl in einem Neugeborenen vor? Es weiß nicht, dass vielleicht später jemand kommt. Es merkt nur, dass in dem Moment, in dem es ihm schlecht geht, niemand da ist, um es zu trösten. In den ersten Wochen ist es wichtig, dass das Kind Zuwendung erfährt, wenn es ihm nicht gut geht. Versuchen Sie zu ergründen, warum Ihr Baby weint. Es gibt verschiedene Arten des Schreiens. Mit der Zeit werden Sie unterscheiden lernen, ob Ihr Baby Schmerzen, Hunger oder Langeweile hat, und sich dementsprechend unterschiedlich verhalten. In dieser ersten Zeit können Sie Ihr Baby noch nicht verwöhnen, wenn Sie es hochnehmen.

Nehmen Sie Ihr Baby in den ersten Wochen immer auf, wenn es weint.

Der Mensch kann als Tragling bezeichnet werden. Er wächst nicht mit gleichaltrigen Jungen auf, sondern am Körper der Bezugsperson. Traglinge haben von Geburt an ein funktionsfähiges visuelles und audiovokales Kommunikationssystem. Das Halten des Säuglings begünstigt den Blickkontakt, die Mimik, Gestik und Sprache. Wenn die Bezugsperson angemessen, also den Fähigkeiten des Kindes entsprechend reagiert, profitiert es optimal davon. Das so genannte «Kindchenschema» (großer Kopf, kleiner Körper) löst beim Menschen mütterliches Verhalten aus, genauso wie das Schreien eines Säuglings.

> *Wie tragen Sie Ihr Baby?*
> – Tragen Sie es nur auf einer Seite?
> – Halten Sie es immer auf dieselbe Art im Arm?
> – Wiegen Sie es beim Tragen hin und her oder auf und ab?
> – Welche Art des Tragens liebt Ihr Kind besonders?
> – Wie tragen andere Eltern ihr Baby?
>
> Wenn Sie Ihrem Baby beim Tragen eigene Aktivitäten zugestehen, wird es sich anstrengen und davon müde werden.
>
> Wenn Sie Ihr Baby hinlegen, drehen Sie es wieder zur Seite, die Füße berühren als erstes die Unterlage, dann der Rumpf, und zuletzt wird der Kopf behutsam abgelegt. Halten Sie Ihre Hände noch eine Weile am Kind, es ist vom Mutterleib enge Begrenzung gewöhnt.

Ich möchte Ihnen jetzt einige Anregungen zum Tragen geben, die Sie schon wenige Tage nach der Geburt ausprobieren können. Eine Kooperation von Erwachsenem und Kind ist dabei wichtig. Passen Sie sich in Ihrer Art zu tragen dem Kind so an, dass es sich wohl fühlt und zufrieden ist. Das Baby wird sich mit seinen Bewegungen Ihnen anpassen – also eine Reaktion zeigen auf die Lage, in die es von Ihnen gebracht wird. Bei diesen Reaktionen helfen dem Baby in den ersten Monaten die reflektorischen Reaktionen wie z. B. das Klammern und das Abstemmen. Nach dem ersten Vierteljahr verschwinden diese Verhaltensweisen. Ein Kind, das im ersten Vierteljahr wenig aktiv getragen wurde, wird vielleicht im zweiten Vierteljahr unsicher auf einige Trageanregungen reagieren.

Nehmen Sie Ihr Kind in aller Ruhe über die Seite hoch, legen Sie es auch immer sanft über die Seite wieder ab, und lassen Sie Ihre Hände noch eine Weile am Körper, damit es sich nicht erschrickt.

Tragen an der Schulter

Legen Sie Ihr Baby an Ihre linke Schulter, sodass es mit seinem Gesicht darüber blickt. Stützen Sie es leicht an den unteren Schulterblättern, an der Stelle, wo es Unterstützung braucht, damit es nicht nach hinten fällt. Diese Haltung werden Sie kennen.

Viele Frauen halten ihr Baby so, wenn es aufstoßen soll. Haben Sie Ihr Kind dabei auch schon an die rechte Schulter gelehnt? Das Baby hat jetzt

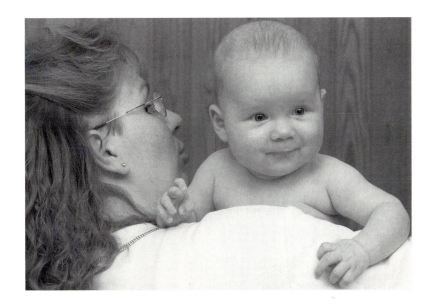

den Blick in die andere Richtung und wird auch den anderen Arm zum Bewegen frei haben.

Gehen Sie mit dem Baby durch den Raum, beugen Sie sich vorwärts und rückwärts, oder bewegen Sie sich wiegend hin und her (für Ihr Wohlbefinden vielleicht bei Musik). Sie werden merken, das Baby wird sich in seinen Bewegungen Ihnen anpassen.

Wenn Sie das Baby einige Minuten an der einen Schulter gehalten haben, legen Sie es ab, nehmen es wieder über die Seite hoch, lehnen es an die andere Schulter und tragen es durch den Raum.

Tragen vor dem Bauch

Wir können das Baby auch so tragen, dass es die gleiche Blickrichtung hat wie wir selber. Wir setzen das Kind auf unseren rechten Unterarm mit dem Rücken an unseren Oberkörper gelehnt und mit Blick in den Raum. Mit unserer linken Hand drücken wir den Körper des Babys sanft gegen unseren Oberkörper, sodass das Baby einen geraden Rücken hat und nur symbolisch auf unserem Arm sitzt. Achten Sie darauf, dass Ihr Kind seine Beine frei bewegen kann. Wenn wir mit dem Baby in dieser

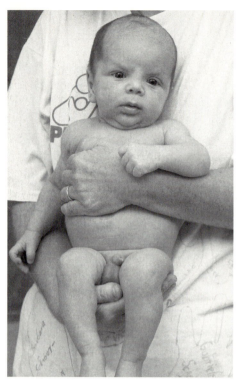

Haltung durch den Raum gehen, sieht es das Gleiche wie wir. Wir können ihm Dinge zeigen und erklären.

Auch bei dieser Art des Tragens ist es gut, wenn wir die Seiten wechseln. Wir können das Baby zwischendurch hinlegen oder aber auch die Seite wechseln, ohne das Baby abzulegen.

Sie können Ihr Baby auch auf andere Arten im Arm tragen:

Tragen in der Rückenlage

Wenn wir das Baby in unserem Arm tragen, wie Säuglinge oft gehalten werden, z. B. beim Stillen, können wir das Baby sehr gut ansehen. Es wird unseren Blick erwidern. «Unterhalten» wir uns mit ihm, wird es versuchen, uns nachzuahmen, indem es unsere Mimik nachmacht.

Tragen in der Seitenlage

Legen wir das Kind seitlich auf unseren Arm, mit dem Rücken an unseren Körper gelehnt, so macht es eine andere Erfahrung mit der Umgebung als in aufrechter Haltung. Dieses Spiel können Sie mit Ihrem Kind ab der 4. Woche machen. Wenn wir den Arm, mit dem wir sein Köpfchen stützen, kurzzeitig nach hinten oder unten nehmen oder das Köpfchen etwas über unseren Unterarm hinausschieben, wird es versuchen, seinen Kopf allein zu halten. Das Baby kann in den ersten Wochen den Kopf nur für wenige Sekunden halten, was sich aber im Laufe der Zeit immer mehr steigert. Wichtig ist, dass das Baby (ganz) auf der Seite mit seinem Rücken an unserem Körper liegt, damit es den Kopf halten kann. Wechseln Sie auch hier die Seiten und beobachten Sie die Bewegungen Ihres Kindes genau. Am Anfang benötigt Ihr Kind mehr Unterstützung, wie das vier Wochen alte Baby auf dem Foto.

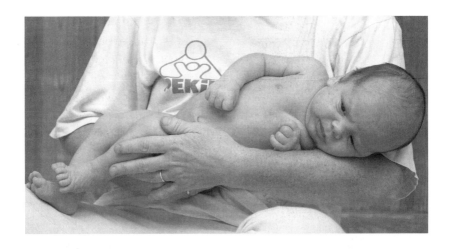

Durch die unterschiedlichen Lagen, in die wir das Baby bringen, wird es seine körperlichen Fähigkeiten besser kennen lernen und vielfältige Raumerfahrung machen. Außerdem werden die Kopf- und Nackenmuskeln kräftiger, und sein Gleichgewichtssinn entwickelt sich weiter. Es wird selbst immer aktiver und braucht weniger Unterstützung, so wie das drei Monate alte Baby auf dem Foto.

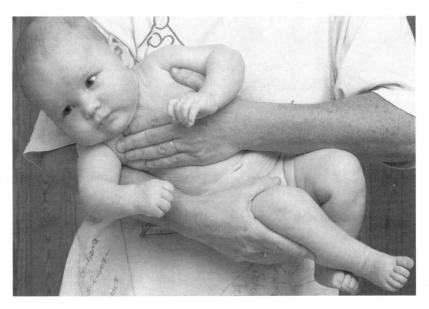

Tragen in der Bauchlage

Wenn wir das Baby in der Bauchlage auf dem Arm tragen, hebt es seinen Kopf. Es schaut über unseren Ellenbogen in den Raum. In den ersten Wochen hebt es seinen Kopf nur für einige Sekunden. Am Ende des ersten Vierteljahres kann es ihn schon länger hochhalten. In dieser Haltung lässt sich Ihr Baby gern beruhigen, wenn es z. B. Bauchweh hat. Sie können seinen Bauch kreisförmig oder von oben nach unten massieren. Das Baby wird sich wohl fühlen. Diese Lage ermöglicht ihm zusätzlich, die Umwelt auf andere Art wahrzunehmen. Macht Ihr Kind in dieser Haltung ein Hohlkreuz, stützen Sie es stärker mit Ihrer Hand unter dem Bauch. (Foto s. S. 27) Auch hierbei können Sie Ihr Kind ablegen, bevor Sie es auf der anderen Seite in der Bauchlage im Arm tragen.

Ihr Säugling fühlt sich wohl, wenn er getragen wird.

Durch den Rhythmus des Gehens beruhigt sich der Säugling leicht. Er passt sich den Bewegungen bereits aktiv an, d. h., sie gehen auch vom Kind aus. Das Kind wird beim Tragen nicht von den Eltern bewegt, obwohl es durch die Bewegungen der Eltern zu seinen eigenen Bewegungen stimuliert wird.

Wenn wir das Baby wie vorher beschrieben herumtragen, regen wir es zu vielen verschiedenen Bewegungen an. Es sind mehrere Sinne und der ganze Körper beteiligt. Besonders angenehm ist es für das Neugeborene, wenn es beim Tragen viel von unserer Haut spürt. Sie fühlt sich anders an als der Stoff unserer Bekleidung.

In unserem westlichen Kulturkreis werden seit langem technische Geräte zur Aufbewahrung und zum Transport des Babys benutzt. Es wird z. B. in eine Wiege oder in den Kinderwagen gelegt, die ihm wenig Bewegungsmöglichkeiten lassen, da sie eng sind und das Baby zusätzlich mit einer dicken Decke zugedeckt wird.

«Unser Jens fing oft an zu weinen, wenn ich ihn in den Kinderwagen legte und ihn mit dem Plumeau zudeckte. Irgendwann fiel mir auf, dass er ganz rot im Gesicht und nass geschwitzt war. Als ich ihn aus dem Wagen nahm, merkte ich, dass sich ein richtiger Hitzestau im Kinderwagen gebildet

hatte. Die Sonne hatte auf den Wagen geschienen. Von da an habe ich ihn, wenn es nicht sehr kalt war, immer mit einer Wolldecke zugedeckt» (Ruth, 35, Krankenschwester).

«Thomas weint im Kinderwagen immer, weil er nur das Verdeck sehen kann. Ich klappe es oft hinunter, aber auch dann kann er noch nicht genug sehen» (Uwe, Soziologe, 32).

Ein Kind, das sich schon gut auf den Unterarmen abstützt, können Sie mit dem Kopf zur Haltestange auf den Bauch in den Kinderwagen legen. Es schaut über das niedere Teil und sieht, was sich in der Umgebung abspielt. Lassen Sie es aber auf keinen Fall aus den Augen, damit es nicht eines Tages aus dem Kinderwagen fällt!

Am Anfang werden viele Neugeborene in eine Wiege gelegt, die ihnen für die allererste Zeit durch ihre Enge sicher viel Geborgenheit gibt. Andere Kinder brauchen sofort mehr Bewegung.

> *Das Baby will hören und sehen, was in seiner Umgebung passiert.*
> Wie hört es sich an, wenn die Mutter oder der Vater kommt?
> Wie öffnen sie die Tür?
> Wann sind sie zu sehen?
> Wie machen sie sich bemerkbar?
> Was sagen sie?

Nach den ersten Wochen sollte sich das Baby auf jeden Fall im Kinderbett bewegen können und dabei nicht durch Kopfkissen und Decken gehindert werden. Eine Rosshaar- oder eine Naturlatexmatratze bei Allergien ist eine gesunde Unterlage. Nur wenn die Raumtemperatur im Zimmer unter 15 °C liegt, braucht das Baby eine Zudecke. Sonst reicht ein Schlafsack.

Tragetuch

Schon seit Urzeiten werden kleine Kinder in einem Tuch dicht am Körper des Erwachsenen getragen. Afrikaner, Inder, Bergvölker Tibets, Indios und Eskimos verwenden diese jahrhundertealte Tragemethode bis in die Gegenwart. In den letzten Jahren nutzen auch bei uns immer mehr Eltern Tragetücher oder andere Tragehilfen.

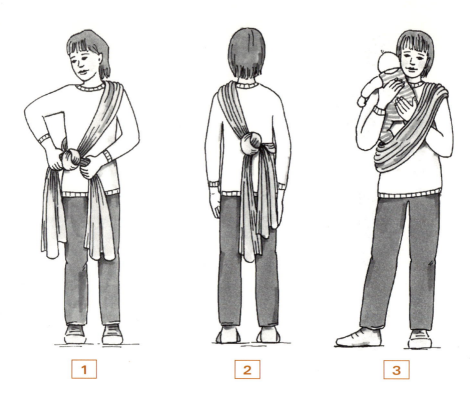

Die Vorteile des Tragetuchs liegen also auf der Hand. Eine gute Anleitung für das Binden finden Sie auf dem Video «So trage ich mein Kind richtig» von Regina Hilsberg (s. Anhang, S. 217). Nun ist es wichtig, das Tuch richtig zu binden, damit sich Mutter oder Vater und Kind wohl fühlen. Das Tuch wird also individuell auf die Körpergröße von Kind und Träger eingestellt. Das ist ein Vorteil, weil es dann genau passt. Suchen Sie sich am besten die Anleitung einer Mutter oder eines Vaters, die schon Erfahrung haben. Unsere Illustrationen werden Ihnen aber auch helfen. Wenn erst mal der richtige Knoten (Kreuzknoten) gemacht ist und das Baby gut liegt oder sitzt, werden Sie auch schnell lernen, wie Sie Ihr Baby ins Tuch legen und herausheben.

«Als unsere Anke gerade geboren war, habe ich sie viel ins Tuch gelegt, wenn sie weinte. Durch das Wiegen und Hören meines Herzschlags und meiner Stimme hat sie sich schnell beruhigt» (Liesel, 25, Sozialarbeiterin).

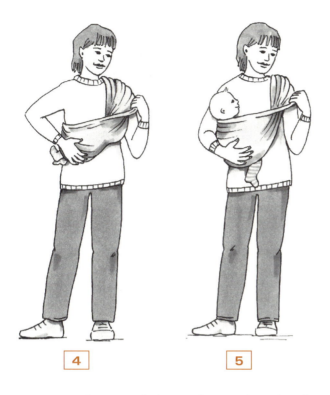

Beim Hineinlegen wird das Tuch zunächst über den Kopf gezogen. Strecken Sie dann einen Arm durch die Öffnung des Tuches, sodass es – wie in Zeichnung Nr. 1 – über einer Schulter und unter einem Arm liegt.

Der Knoten befindet sich in der Mitte des Rückens (Zeichnung Nr. 2). Legen Sie Ihr Baby an Ihre freie Schulter, und schieben Sie seine Beine, wie in Zeichnung Nr. 3 zu sehen, durch das Tuch. Nun wird das Baby mit seinem Kopf an die Seite gelegt, an der das Tuch über die Schulter geht (Zeichnung Nr. 4 – so genannte Wiege). Seine Beine schauen in Höhe Ihrer Taille aus dem Tuch heraus. Als letzten Schritt ziehen Sie die Außenseite des Tuches über Ihre Schulter. Dadurch ist das Gewicht breiter auf Schulter und Arm verteilt, und der Säugling liegt sicher und geborgen.

Ab einem Alter von ca. zwei bis drei Monaten kann der Säugling, wenn er wach ist, auch aufrecht im Tuch getragen werden. Je jünger das Baby ist, desto näher sollten Sie es am Körper tragen. Nehmen Sie einmal

Ihr Baby hoch, Sie sehen, dass es seine Beinchen schon hebt, um sie um Ihren Körper zu legen. Diese Haltung wird «Anhockstellung» genannt.

Das Tuch kann bis zum Kopf des Kindes hochgezogen werden, um ihn zu stützen. Legen Sie hierfür wieder das Kind an Ihre Schulter, stecken Sie die Beine durchs Tuch, und spreizen Sie seine Beinchen vor und hinter Ihren Hüftknochen. Abschließend ziehen Sie das Tuch über den Po des Säuglings bis in die Kniekehlen und das andere Ende über Ihre Schulter (Zeichnung Nr. 5 – so genannter Hüftsitz). Ich wünsche Ihnen Geduld, Spaß und Erfolg beim Ausprobieren.

> *Vorteile des Tragetuchs:*
> – Das Baby kann an den Aktivitäten von Mutter oder Vater teilnehmen und bekommt vielfältige sensomotorische Anregungen.
> – Das rittlings auf der Hüfte sitzende Baby hat seine Beine weit gespreizt. Diese Haltung ist sehr gesund, da sie Hüftgelenksfehlbildungen vorbeugt (manche Orthopäden empfehlen das Tragetuch als kurzzeitige Alternative zu einer Spreizhose).
> – Das Tragen wird für den Erwachsenen leichter, weil das Gewicht gleichmäßig auf Hüfte, Schultern, Hals und Rücken verteilt ist.
> – Bei der täglichen Arbeit kann die Mutter ihr Baby bei sich haben und hat gleichzeitig mindestens eine Hand für ihre Arbeit frei.
> – Beim innigen Körperkontakt zwischen Mutter und Kind werden dem Baby gleichzeitig Nähe, Wärme, Hautkontakt und Anregungen vermittelt. Es ist aber nicht der Mittelpunkt des Geschehens.
> – Da das Kind versucht, sich an den Körper der Mutter anzuschmiegen und sich selbst in Balance zu halten, werden der Gleichgewichtssinn und der Tastsinn gefördert.
> – Es ist wichtig, das Kind abwechselnd auf beiden Seiten zu tragen, damit es sich beidseitig gut entwickelt.

Das Baby fühlt sich von Anfang an im Tragetuch wohl und «weiß», wie es sich richtig verhält. So wird es sich, wenn wir uns z. B. nach vorn beugen, reflexartig an unseren Haaren, unserem Pullover oder was es gerade greifen kann, festhalten. Auch versucht es den Kopf immer wieder in die aufrechte Haltung zu bringen.

Achten Sie zunächst darauf, dass nicht zu viele Eindrücke auf Ihr Baby einströmen, wie z. B. in einer überfüllten Fußgängerzone.

Wenn Sie das Baby zum ersten Mal im zweiten Vierteljahr im Tragetuch tragen wollen, kann es sein, dass es keine Freude daran hat. Das hängt damit zusammen, dass das reflexhafte Verhalten nicht mehr ausgelöst wird, es aber noch nicht gelernt hat, sich bewusst festzuhalten. Es ist ratsam, ein bis zwei Monate zu warten, dann wird Ihr Baby vielleicht gern im Tuch sitzen, weil es sich jetzt bewusst auf Ihre Bewegungen einstellen kann.

Tragen Sie das Kind im Tragetuch nicht mit dem Gesicht nach vorn. Die gesamte Haltung ist für die natürliche Entwicklung nicht sinnvoll. Das Baby kann seinen Anklammer-Reflex nicht anwenden. Auch wird die Hüfte in eine physiologisch schlechte Stellung gebracht und dadurch sehr belastet.

Liegen auf dem Boden, in der Nähe von Mutter oder Vater

Das Baby hat ausgeschlafen. Es möchte gern seine Wachzeit in Ihrer Nähe verbringen. Beobachten Sie Ihr Baby. Vielleicht können Sie feststellen, in welchem Wachzustand es sich befindet, und Ihr Spiel darauf abstimmen.

Jede Bewegung hat ihren «Beweg-Grund».
Klaus und Klaus (2000, S. 33 ff.) unterscheiden drei Arten des Wachzustands bei Babys in den ersten Monaten:
1. Ruhiges Wachsein:
   Das Baby bewegt sich kaum. Es ist aber sehr aufnahmebereit. Seine Augen sind weit geöffnet. Es widmet sich ganz dem Sehen und Hören. Es verfolgt intensiv mit den Augen, ahmt nach, lauscht auf Geräusche und zeigt Neugier. Jetzt können Sie sich gut mit dem Baby unterhalten oder ihm etwas zeigen.
2. Aktives Wachsein:
   Das Baby bewegt sich viel. Die Augen wandern herum, und es gibt Laute von sich. Dieser aktive Wachzustand ist besonders bei Aufregung und vor den Mahlzeiten zu beobachten. Das Baby bewegt

Arme, Beine, den ganzen Körper oder nur das Gesicht. Diese Bewegungen verstärken die Interaktion zwischen Eltern und Neugeborenem. In dieser Phase bieten sich Spiele an, die den Bewegungsdrang Ihres Kindes unterstützen.

3. Unruhe:
Das Kind ist unruhig. Die Atmung ist unregelmäßig. Die Bewegungen sind unkoordiniert, fahrig oder heftig. Das Verständigungsmittel des Babys ist in diesem Zustand oft Weinen. Das Baby verzieht das Gesicht, es läuft rot an, hat die Augen offen oder fest geschlossen und bewegt stark seine Beine und Arme. Wenn Sie es hochnehmen, hört es meistens auf zu weinen und kann seine Umgebung betrachten.

Legen Sie eine Decke auf den Boden in dem Raum, in dem Sie sich gerade aufhalten. So kann Ihr Kind Sie sehen, Ihre Stimme hören und seine Bewegungsmöglichkeiten ausprobieren. Untersuchungen zeigen, dass ein Säugling, der frei im Raum liegt, sich mehr bewegt als ein Kind im Laufstall oder Bettchen. Es tut dem Baby gut, wenn es sich viel bewegt. In der Bauchlage wird Ihr Kind sich anstrengen, den Kopf zu heben und hochzuhalten. Auf dem Rücken liegend, wird es Sie oder die Dinge über sich mit den Augen beobachten und versuchen, den Kopf zu drehen.

Ein Baby in einer Wippe hat kaum Möglichkeiten, seine angeborene Bewegungsfreude auszuleben. In der Schräglage drückt das Gewicht des relativ großen Kopfes auf die kleinen Bandscheiben des Babys. Wippe und ähnliche Sitzgeräte kosten Geld und sind schädlich für die Entwicklung des Rückgrats und die Bewegungsentwicklung. Das Kind kann sich nicht frei nach links oder rechts bewegen, es wird bequem und will es vielleicht nicht mehr anders haben. Welche Haltung von uns Erwachsenen entspricht etwa dem in der Wippe liegenden Baby? Stellen Sie sich vor, Sie liegen in einem Liegestuhl. Es ist bequem. Sie können die ganze Umgebung überblicken, ohne sich zu bewegen, und werden träge, womöglich haben Sie nach einiger Zeit Verspannungen.

Wenn das Baby auf der Decke im Raum liegt, wird es anfangen, seine Arme zu strecken und mit seinen Händen zu spielen. Im Laufe der Zeit gelingt es ihm, sie vors Gesicht zu nehmen und sie in ihren Bewegungen zu beobachten. Irgendwann wird ihm bewusst, dass die Hände zu ihm gehören und dass es sie selbst bewegt.

«Unsere Nadine kann ich leider nicht auf den Boden legen, da es sehr fußkalt in unserer Wohnung ist. Außerdem zieht es unter den Türen», erzählt Bärbel, 31, Buchhalterin.

Was tun? Bei einer fußkalten Wohnung kann man eine Isoliermatte unter die Decke legen. Vielleicht haben Sie eine dicke Steppdecke, auf die Sie Ihr Baby legen können. Wenn es unter den Türen zieht, legen Sie ein zusammengerolltes Handtuch davor. Probieren Sie aus, wo der beste Platz für Ihr Baby ist, indem Sie sich selbst mal auf den Boden legen.

Wenn wir uns selbst auf die Ebene des Kindes – hier auf den Fußboden – begeben, erfahren wir auch genau, was das Kind hier erlebt und was es möglicherweise an diesem Platz stört. Vielleicht schaut es genau in eine Lampe und wird geblendet, was wir, wenn wir von oben aufs Kind schauen, gar nicht mitbekommen.

> **Es ist wichtig, sich immer wieder auf die Ebene des Kindes zu begeben, um es besser verstehen zu können und wahrzunehmen, was das Kind wahrnimmt.**

Das Baby liegt auf der Decke und wird sich eine Zeit lang mit sich selbst beschäftigen. Es ist wichtig, dass es uns im Blick hat. Manchmal reicht es, wenn es uns mit Geschirr klappern oder unsere Stimme hört.

Wenn das Baby längere Zeit auf dem Bauch, auf der Seite oder auf dem Rücken gelegen hat, drehen wir es, damit es auch aus anderen Perspektiven den Raum, die Gegenstände und die Mutter beobachten kann.

«Ich habe gehört, dass es wichtig ist, ein Baby sowohl auf den Bauch als auch auf den Rücken zu legen. Mein Sohn will aber nicht auf dem Bauch liegen. Er fängt sofort an zu weinen. In der Bauchlage stützt er sich auch gar nicht ab, sondern legt seinen Kopf immer sofort auf die Seite. Deshalb lege ich ihn nur auf den Rücken» (Annette, 25, Studentin).

Die Mutter hat ihr Kind gut beobachtet. In der Bauchlage stützt ihr Sohn sich nicht ab, kann nichts sehen, fühlt sich nicht wohl und fängt an zu weinen. Oft hilft Folgendes:

Wenn Ihr Baby nicht gern auf dem Bauch liegt, setzen Sie sich vor den Wickeltisch. Legen Sie Ihr Kind auf den Bauch, sodass es Sie ansehen kann, und sprechen Sie mit ihm. Es wird den Kopf heben, um Sie zu sehen. Nach kurzer Zeit wird Ihr Kind vielleicht nicht mehr auf dem Bauch liegen wollen. Drehen Sie es zurück auf den Rücken.

Ihr Kind sollte nicht lange, aber immer wieder auf dem Bauch liegen. Zeigen Sie ihm dabei interessante Dinge, die es die Anstrengung des Kopfhaltens vergessen lassen.

In Bauchlage miteinander sprechen

Legen Sie sich auch auf den Boden, und zwar so, dass das Kind und Sie voreinander liegen und sich ansehen. Sprechen Sie Ihr Kind an. Es wird den Kopf anheben, um Sie zu sehen. Wenn es Sie erkennt, wird es versuchen, den Kopf ein wenig länger hochzuhalten. Das Kind auf dem Foto schaut seine Mutter intensiv an.

Wenn wir oft in dieser Lage mit dem Kind sprechen, ist es motiviert, sich abzustützen, um die Mutter, den Vater oder auch etwas anderes, was ihm hingehalten wird, anzusehen und seinen Kopf aktiv zu halten. Mit

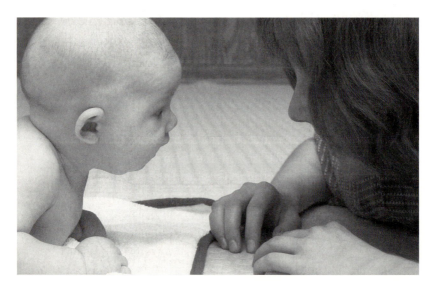

der Zeit fällt es dem Kind immer leichter, seinen Kopf in der Bauchlage hochzuhalten, und irgendwann wird es gern auf dem Bauch liegen, weil es in dieser Lage den ganzen Raum überblicken kann.

Probieren Sie doch selbst einmal auf dem Boden die Rücken- und die Bauchlage aus. Sie werden feststellen, dass die Bauchlage Sie aktiver hält und Sie mehr sehen können als auf dem Rücken. Vielleicht haben Sie Angst, Ihr Baby auf den Bauch zu legen, weil Sie gehört haben, dass Kinder in der Bauchlage eher zu Atemstörungen neigen als auf dem Rücken. Die Atmung setzt aber nur aus, wenn Ihr Kind schläft, nicht wenn es wach auf dem Bauch liegt oder spielt.

Wenn das Baby auf dem Bauch liegt, können wir mit der ganzen Hand vom Nacken an über seinen Rücken mit leichtem Druck streicheln. Dies tut dem Baby gut und verstärkt es in seinen Bemühungen, den Kopf zu halten.

Das Baby auf unseren Körper legen

Es gibt eine weitere Möglichkeit, um Ihr Kind an die Bauchlage zu gewöhnen: das Kind auf Ihren Oberkörper legen. Legen Sie sich mit einer Rolle im Nacken bequem hin, und legen Sie auch schon Ihr wenige Tage altes Baby mit dem Bauch auf Ihren Oberkörper. Es spürt Ihren Herz-

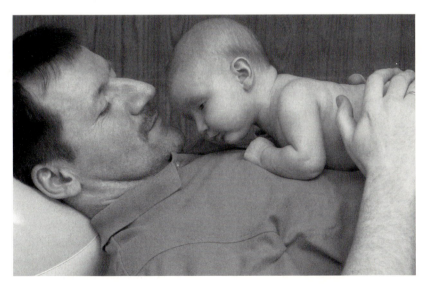

Liegen auf dem Boden, in der Nähe von Mutter oder Vater

schlag und das Auf-und-ab-Bewegen Ihres Körpers und versucht seinen Kopf zu heben wie der Säugling auf dem Foto.

Wenn Ihr Baby ungefähr drei Monate alt ist, können Sie sich stärker bewegen, indem Sie leicht hin- und herschaukeln, wird es diese Bewegung aktiv mitmachen. Stützen Sie das Baby mit einer Hand am Po, um ihm Halt und Sicherheit zu geben. Das Kind versucht, seinen Kopf zu heben, um Sie anzuschauen, wenn Sie mit ihm sprechen. Es wird Ihrer Stimme zuhören und auch die Vibrationen, die sie auslöst, wahrnehmen. Mit den Beinen macht es vielleicht Kriechbewegungen.

Sie können das Baby auch mal mit dem Rücken auf Ihren Oberkörper legen. Achten Sie auf Ihr Gefühl und welche Lage das Baby bevorzugt. Setzen Sie sich leicht nach hinten gebeugt in einen Sessel, und legen Sie das Baby in Bauchlage auf Ihren Oberkörper. Fassen Sie es im Schalengriff um den Oberkörper, und heben Sie es etwas an. Das Kind stemmt sich mit seinen Füßen aktiv gegen Ihren Schoß. Sein Gewicht wird vom Erwachsenen gehalten, denn das Baby darf noch nicht auf seinen Füßen stehen.

Das Baby über einen Unterschenkel legen

Ein ca. drei Monate altes Baby können wir auch über unseren Unterschenkel legen, da es sich schon besser und höher abstützt. Wichtig ist es, die Hand am Körper unseres Kindes zu halten, da wir hierbei spüren, wenn seine Kraft nachlässt.

Wenn Ihr Kind eine Weile auf dem Boden gelegen hat, wird es vielleicht unruhig und gibt unzufriedene Laute von sich, sodass Sie sich zu ihm setzen. Beobachten Sie, was gerade besonders interessant für Ihr Kind ist, und unterstützen Sie dieses Vorhaben.

Vielleicht ist Ihr Kind auf der Decke auch ganz zufrieden. Aber Sie haben gerade Lust und Zeit, mit ihm zu spielen. Überlegen Sie sich dann, ob Sie Ihr Baby bei seiner Beschäftigung mit sich selbst oder etwas anderem stören wollen. Es ist besser, das Kind in seinem selbst gewählten Handeln möglichst nicht zu unterbrechen. Lassen Sie Ihr Kind «selbst-ständig» werden, also wenn es will und kann, lassen Sie es ständig selbst machen.

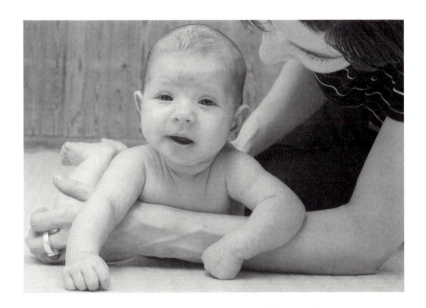

Kopf in Bauchlage mit Unterstützung heben

Viele Kinder brauchen am Anfang ein wenig Hilfe, um auch auf dem Bauch zufrieden zu sein. Sie können Ihrem Baby helfen, seinen Kopf kurzzeitig selbst zu halten. Rollen Sie ein Handtuch fest zusammen, und legen Sie es ihm unter den Brustkorb, sodass seine Arme vor der Rolle liegen. Es stützt sich mit den Armen ab und hebt den Kopf. Der Rücken ist gestreckt. Mit seinen Beinen macht es oft Kriechbewegungen.

Beim erst wenige Wochen alten Säugling nehmen wir anstelle des Handtuchs unseren Unterarm wie bei dem Säugling auf dem Foto. Das Baby wird sich durch den Hautkontakt zu uns wohler fühlen. Wir legen unseren Unterarm unter den Brustkorb des Kindes. Seine Oberarme liegen vor unserem Arm. Das Baby wird sich auf seinen Unterarmen abstützen und den Kopf heben. Durch die Nähe und Berührung bauen wir einen sehr innigen Kontakt auf.

Beobachten Sie Ihr Kind beim Spielen.
- *Wohin schaut es?*
- *Ist sein Gesichtsausdruck zufrieden?*
- *Strampelt es mit den Beinen?*

- Lauscht es auf Geräusche?
- Brabbelt es, oder gibt es andere Geräusche von sich?
- Ist es in sich selbst versunken und ruhig?
- Freut es sich, dass Sie sich zu ihm setzen?

Wenn Sie Ihr Baby beobachtet haben, knüpfen Sie mit Ihrem Spiel da an, womit Ihr Baby gerade beschäftigt ist.

Brabbelt Ihr Kind vor sich hin, können Sie es anschauen und mit den gleichen Lauten antworten. Sie werden merken, dass es zu einem richtigen Dialog (Zwiegespräch) zwischen Ihnen und Ihrem Kind kommt. Das Kind wird intensiver Laute von sich geben als vorher und Sie nachahmen.

Ein vertrauter Mensch unterstützt das Baby in seinen aktiven Tätigkeiten besser als jegliches Spielgerät.

Das Baby sollte bequeme Kleidung tragen, in der es ihm Spaß macht, sich frei zu bewegen. Zu enge Kleidung ist ungeeignet für Ihr Baby. Vielleicht sind Sie unsicher, wie warm ein Kind angezogen sein sollte. Wenn es sich noch wenig bewegt, wie die erste Zeit nach der Geburt, sollte es etwas wärmer angezogen sein als wir selber. Ist das Baby schon recht aktiv, reicht es, wenn wir das Kind ähnlich warm wie uns selber anziehen.

Wenn Sie Ihr Baby beobachten, werden Sie im Laufe der Zeit einen Blick dafür bekommen, wann es zu warm oder zu kühl angezogen ist.

Kühle Hände und Füße sind nicht unbedingt ein Gradmesser dafür, ob die Kleidung angemessen ist. Es gibt viele Menschen, die zu kalten Füßen oder Händen neigen, aber nicht frieren. Die Füße und Hände sind am weitesten vom Herzen entfernt und werden von daher am wenigsten durchblutet. Wenn Sie unsicher sind, ob Sie Ihr Baby zu warm oder zu kalt angezogen haben, können Sie es folgendermaßen überprüfen: Fühlen Sie mit Ihrer Hand unterhalb des Haaransatzes im Nacken Ihres Kindes die Temperatur. Wenn Ihr Baby dort kühl ist, sollten Sie es wärmer anziehen. Schwitzt es aber an dieser Stelle, haben Sie Ihr Baby zu warm angezogen. Ein Baby erkältet sich manchmal, weil es nass geschwitzt nach draußen kommt.

Nicht nur, wenn dem Baby die einschießenden Zähne wehtun, nimmt es seine Hände in den Mund und lutscht an ihnen. Die Hände werden nass und kalt. Wir trocknen die Hände und streicheln sie (s. S. 91). Das Kind wird die Hände öffnen und schließen. Dadurch werden sie warm.

Besser als warme Socken hilft es Ihrem Baby, wenn Sie mit seinen Füßen spielen und ihnen damit Anregungen zur Bewegung bieten. Probieren Sie Folgendes aus:

Streicheln der Füße

Wenn Sie die Füße leicht an den Außenkanten streicheln, wird Ihr Kind die Füße nach außen drehen. Streicheln Sie die Innenkante des Fußes, zieht das Baby den Fuß nach innen. Halten Sie Ihren Finger unterhalb der Zehen an die Ballen, wird das Kind die Zehen krallen. Wenn Sie mit einem Finger die Sohle in der Mitte berühren, wird Ihr Baby die Zehen spreizen.

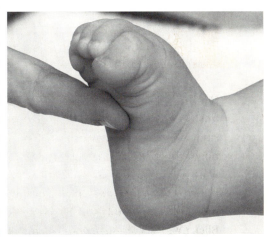

Durch diese Spiele werden die Füße aktiv und warm. Zudem wird die Fußmuskulatur gut entwickelt. Es ist schade, dass wir der Beweglichkeit unserer Füße so wenig Aufmerksamkeit schenken. Die Kinder werden früh in Strampler, Socken, Hausschuhe und Schuhe verpackt, in denen sie die Füße kaum bewegen können.

Es ist wichtig, den Füßen viele Möglichkeiten zur freien Bewegung zu geben. Ein Film im Fernsehen über eine junge Frau, die keine Arme und Hände hat, faszinierte mich. Sie benutzte von klein auf ihre Füße für alles, wofür wir unsere Hände brauchen. Sie ist so geschickt, dass sie sogar ein Eigelb vom Eiweiß mit ihren Füßen trennen kann.

Liegen auf dem Boden, in der Nähe von Mutter oder Vater

Besonders wohl fühlt sich Ihr Baby, wenn Sie es ausziehen. Untersuchungen haben gezeigt, dass ein nackter Säugling weniger weint und sich mehr bewegt als ein angezogener. Es ist wichtig, dass wir dem Baby auch die Windel entfernen. Ohne Windel fühlt das Baby sich noch wohler. Es kann besser strampeln und seinen Körper an Stellen anfassen, die sonst verpackt sind. Stellen Sie sich einmal Windeln in der entsprechenden Größe für einen Erwachsenen vor. Sie wären mindestens dreimal so groß und müssten bis an die Taille gehen und die Oberschenkel teilweise bedecken. Hätten Sie dann noch Lust, sich zu bewegen? Wohl kaum.

Wenn Ihr Baby ausgezogen wird, braucht es einen genügend warmen Raum. 25 °C sind eine wohlige Raumtemperatur. Wenn wir unser Baby beobachten, werden wir mit der Zeit merken, wann es ihm zu kalt ist.

Wie bekommen wir unsere Wohnung so warm, dass sich das Baby nackt wohl fühlt? Vielleicht haben Sie zusätzlich zur Heizung einen Heizlüfter, den Sie anstellen, wenn Ihr Baby ausgezogen wird. In Ihrem Bad ist eventuell eine Heizsonne, unter der Sie Ihr Baby nackt strampeln lassen können.

«Ich habe direkt an der Heizung einen Platz eingerichtet, wo ich Mira ausziehen kann und es warm genug ist» (Sonja, 28, Betriebswirtin). Und Martina, 31, Kindergärtnerin, ergänzt: «Sobald die Sonne scheint, lege ich Lea ausgezogen vor das Fenster in die Sonne. Leider stört es sie, in die Sonne zu gucken. Deshalb kann ich sie dann nur auf den Bauch legen. Sie genießt diese Zeit sehr.»

Wenn Ihr Kind nach den ersten Wochen seinen Rhythmus gefunden hat, wann es schlafen will, wann es essen will und wann die Zeit zum Spielen richtig ist, sollten Sie sich darauf einstellen.

Es ist sinnvoll, dass ein Baby allein spielt. Es ist aber genauso wichtig, dass Sie mit Ihrem Kind spielen. Nehmen Sie sich einmal am Tag zu einer festgelegten Uhrzeit Zeit für Ihr Baby. Das Kind wird sich daran gewöhnen und sich darauf freuen.

«Unser Tobias spielt oft allein in seinem Bett. Darüber bin ich sehr froh. Besonders, weil der große Bruder auch viel Aufmerksamkeit haben will. Ich gehe dann zu Tobias, wenn er knatschig wird. Das passiert allerdings in letzter Zeit häufiger» (Ute, Krankenschwester, 29).

Tobias hat gelernt, sich allein zu beschäftigen. Aber auch er will manchmal mit Vater oder Mutter spielen. Sie kommen immer dann, wenn Tobias weint. Er lernt: «Ich muss weinen, damit ich Zuwendung bekomme.»

> **Wenn wir mit dem Baby zu einer bestimmten Zeit für eine Weile spielen, wird es sich darauf einstellen und uns nicht so oft mit Weinen herbeirufen.**

«Unsere Wohnung kann ich nicht so aufwärmen, dass Maren nackt auf einer Decke liegen kann. Bei jedem Windelwechseln lasse ich sie einige Minuten nackt oder nur mit Hemdchen bekleidet liegen und spiele mit ihr. Sie bewegt sich gern und freut sich, ausgezogen zu sein. Wenn ich sie wieder anziehe, fängt sie an zu weinen. Das freie Strampeln ohne Windel macht ihr viel Spaß» (Anja, Psychologin, 36).

«Wenn Thomas auf dem Wickeltisch liegt und ich mich über ihn beuge, tritt er mir mit wachsender Begeisterung vor den Bauch» (Liesel, Sozialarbeiterin, 25 Jahre).

Hier drückt Thomas keine Aggressionen aus, sondern nutzt reflektorische Bewegungsmuster. Nutzen Sie diesen Mechanismus, indem Sie Ihrem Kind bewusst Ihren Körper als Möglichkeit zur Bewegung anbieten. Wenn Ihr Kind seine Beine steif macht, ist dieses Spiel für Ihr Baby nicht geeignet. Alle Bewegungen, die zu starren Haltungen führen, sollten wir vermeiden.

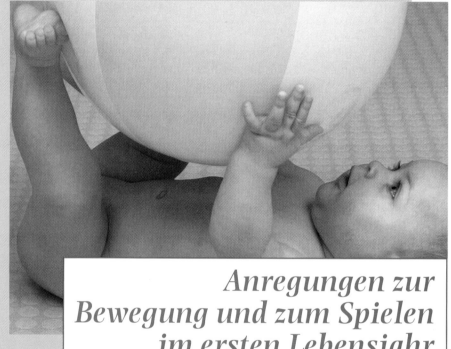

Anregungen zur Bewegung und zum Spielen im ersten Lebensjahr

Kapitel 3

Grundlagen des PEKiP

In unserer Gesellschaft leiden sowohl Erwachsene als auch Kinder oft an Bewegungsmangel. Das Lebenstempo verleitet uns dazu, schnelle, bequeme Verkehrsmittel zu nutzen, und die meiste Arbeit heute fordert keine Bewegung, sondern erfolgt im Sitzen.

Die Wohnungen sind vielfach eng, sodass sich auch Kinder zu wenig bewegen. Dieser Mangel wirkt sich bereits im Säuglingsalter aus. Das Baby wird von Anfang an in ein Bettchen oder eine Wiege gelegt und wenig getragen, draußen wird es in einem Kinderwagen gefahren. Oft wird es nur zum Füttern, Wickeln und Baden hoch genommen.

Bereits das Ungeborene bewegt sich selbst im Uterus und macht jede Bewegung der Mutter mit. Seine Bewegungsfreiheit sollte auch nach der Geburt möglichst wenig eingeschränkt werden.

Das Kind zeigt sofort nach der Geburt schon viele Bewegungsfertigkeiten wie Beugen und Strecken der Finger, der Arme, der Beine und der Füße. Es zieht in Bauchlage seine Knie unter den Bauch und klammert sich mit seinen Fingern so fest, dass es sich hochziehen könnte.

Aus diesen Gründen ist es gut, wenn das Baby schon bald seinen spontanen Drang nach Bewegung ausleben kann. Wir sollten das Kind nicht durch zu festes Wickeln oder unbequeme Kleidung, z. B. enge Jeanshosen, behindern.

Wenn wir bedenken, dass das Kind im ersten Lebensjahr seinen Zugang zur Umwelt hauptsächlich über seine Bezugspersonen erfährt, ist es von großer Bedeutung, dass diese ihm vielfältige Möglichkeiten bieten, Umwelterfahrungen zu machen, indem sie es an ihrem Leben teilnehmen lassen. Babys sammeln schon von Anfang an Erfahrungen, auf denen ihre weitere Entwicklung aufbaut.

Wenn das wenige Tage alte Baby wach ist, können wir es auf verschiedene Arten in der Wohnung tragen (s. Anregungen zum Tragen, S. 60 ff.) und an unserem Leben teilnehmen lassen.

Kleine Kinder bewegen sich gern und werden immer geschickter, wenn sie Stufe um Stufe ihre Fertigkeiten erweitern. Durch Einschränkung bleiben sie eher ungeschickt und unbeholfen.

«Wenn unsere Cornelia auf ihrer Decke im Wohnzimmer lag, rutschte sie immer nach hinten, sodass sie manchmal unter dem Tisch landete und anfing zu weinen. Daraufhin setzte ich sie verstärkt in die Wippe, weil ich sie dort unter Kontrolle hatte. Zuerst knatschte sie, dann blieb sie immer ruhig sitzen. Als ich sie einige Tage später wieder auf den Boden legte, merkte ich, dass sie sich weniger bewegte als vorher. Nun nehme ich Cornelia mit ihrer Decke überall mit hin, wo ich gerade zu tun habe. Sie ist zufrieden und hält den Kopf immer höher und länger» (Gundel, 31, Apothekerin).

Die Mutter hat die Bewegungsfähigkeit und -freude ihrer Tochter wahrgenommen und aus Sicherheitsgründen zunächst eingeschränkt. Aber durch Beobachtung fiel ihr auf, dass Cornelia einen Rückschritt machte, und sie hat sich einfühlsam richtig verhalten. Das «Zurückrutschen» ist ein Entwicklungsschritt, den viele Babys durchlaufen, bevor sie anfangen, nach vorne zu robben.

> **Wenn wir Babys in Alltagssituationen beobachten, sehen wir, dass eigenständige Bewegung ein zentrales Lebenselement gesunder Kinder ist.**

Stimmungen, Gefühle und Beziehungen werden besonders von Kindern häufig durch Bewegung ausgedrückt. Das Erlernen motorischer Fertigkeiten ermöglicht auch andere weiterführende Leistungen wie z. B. die Entwicklung der Sinnesfunktionen und den Aufbau der Wahrnehmungs- und Vorstellungswelt, die Entwicklung der Sprache, des Denkens, des Wollens, des sozialen Verhaltens und vielfältige Erlebnisfähigkeiten.

Sie können sich das vereinfacht folgendermaßen vorstellen: Bei der Geburt ist das zentrale Nervensystem wie ein Baum mit nur wenigen Ästen. Durch Anregungen, besonders auch im ersten Lebensjahr, bekommen der Baum und damit seine Äste Nahrung. Sie können wachsen, und weitere Verästelungen entstehen.

Wir zeigen dem Baby eine Rassel. Das Kind sieht sie, verfolgt sie mit den Augen und tut somit etwas für die Verästelung im Bereich Sehen. Gleichzeitig hört es, dass die Rassel Töne von sich gibt. Wenn es die Rassel berührt, macht es darüber hinaus Erfahrungen zur Sensibilisierung seines Tastsinns. Im Zentralnervensystem des Babys werden die Reize in den Bereichen Sehen, Hören und Fühlen aufgenommen und führen zu einer differenzierten «Verästelung» in diesen Bereichen.

Die zunehmende optische Wahrnehmungsfähigkeit zeigt sich im Anschauen und später beim Verfolgen eines Gegenstands. Zuerst schaut das Baby aufgrund seiner angeborenen Reaktionen, wenn ihm etwas vor die Augen gehalten wird. Bald wird es den Gegenstand bewusst prüfen und immer differenzierter wahrnehmen.

Um es an der Rassel zu verdeutlichen: Nur wenn dem Baby die Rassel von einer vertrauten Person gezeigt und seine Aufmerksamkeit auf diesen Gegenstand gelenkt wird, kann das Kind ihn frühzeitig entdecken. Wenn das Baby an die Rassel stößt, hört es sie, spürt sie und sieht sie. Es entdeckt sie erst tastend und unsicher. Durch wiederholte Bewegungen und Ertasten wird das Kind sicherer und macht sich eine Vorstellung von dem, was der Erwachsene als Rassel benennt. So wird schon in einem frühen vorsprachlichen Entwicklungsstadium der Begriff Rassel aufgenommen. Kinder, die den Begriff kennen, werden später keine Schwierigkeiten haben, den Gegenstand und die Tätigkeit zu benennen, da sie sie durch eigenen Umgang «begriffen» haben.

Eine Rassel als Spielzeug ist für ein Baby schon in den ersten Monaten aus folgenden Gründen sinnvoll: Die frühe Förderung der Hand- und Fingerbewegungen ist für die Fähigkeit des Spracherwerbs wichtig, weil diese erst nach gezieltem Greifen und Lernen komplizierter Mundbewegungen möglich ist. Es lässt sich nachweisen, dass Hand- und Fingerspiele die Sprachentwicklung anregen. Tastsinn und optische Wahrnehmung werden gleichzeitig unterstützt. Wichtig ist, dass das Baby Dinge nicht nur sieht, sondern eine Gedächtnisverbindung zwischen Tasten und Wortbezeichnung herstellt. Deshalb sind neben dem Greif-Angebot an Babys auch die sprachliche Begleitung und das Nennen der Dinge und Tätigkeiten wichtig.

Wenn das Baby seine ursprünglich unkontrollierten Bewegungen der

Arme zunehmend auf bestimmte Gegenstände, die wir ihm hinhalten, lenkt, kann es Augen- und Handbewegungen bereits abstimmen. Die Handbewegung unter Kontrolle der Augen zu einem Gegenstand ist sowohl eine körperliche als auch eine geistige Anstrengung.

Kinder, denen wenig Anreize geboten werden, können sich später weniger differenziert bewegen, Dinge erfassen und benennen.

> Forschungen zeigen, dass
> – Umweltfaktoren eine große Bedeutung für die Entwicklung der Bewegung haben,
> – Entwicklungsanreize zur aktiven Bewegung entscheidende Voraussetzungen für eine gesunde körperliche und geistig-seelische und sozial-emotionale Entwicklung sind,
> – erst mehrmaliges Wiederholen positive Wirkung auf das Lernvermögen hat.

Die Entwicklung der Bewegungen beeinflusst auch die geistige Entwicklung. Einschränkungen in der Bewegung, z. B. durch Hilfsgeräte wie Gehfrei, Wippe, Babysafe, haben nachteilige Auswirkungen auf andere Entwicklungsbereiche.

In der «Erziehung durch Bewegung», wie J. Koch seine Anregungen nannte, werden Bewegungs- und Sinnesanregungen angeboten, die die Entwicklung des Babys in allen Bereichen seiner Persönlichkeit unterstützen.

Beobachtungen zeigen, dass Kinder, die an einer PEKiP-Gruppe teilgenommen haben, Ende des ersten Lebensjahres in ihren Körperbewegungen, in ihrer Sozial- und Selbständigkeitsentwicklung einen guten umfassenden Entwicklungsstand zeigen.

Damit der Säugling seine vielfältigen Entwicklungsmöglichkeiten entfalten kann, bedarf es außer vielseitiger und sich wiederholender Anregung auch eines besonderen Einfühlungsvermögens der betreuenden Bezugsperson.

So sind z. B. schon bei der Geburt die Hautsinne gut entwickelt. Auf Streicheln und Wärme reagiert das Baby mit Zufriedenheit.

Untersuchungen zeigen, dass Säuglinge, die in den ersten Lebenstagen oft gestreichelt wurden, sich positiv von Säuglingen unterschieden, die diese Zuwendung nicht bekamen.

> **Eltern sollten alle Fähigkeiten ihrer Kinder anregen: ihre Sinne, ihr Spielverhalten, ihr Denken, ihr Sprechen, ihre Gefühle, ihre Verhaltensweisen, das Sammeln von Lebenserfahrungen und vieles mehr. (J. Koch)**

Ein Neugeborenes braucht gute emotionale Bedingungen, um sich wohl zu fühlen. J. Koch geht im Ansatz und in der Begründung seines Konzepts von Anregungen für das Zentralnervensystem und dem Einfluss der frühen Bewegungsanregung für die Entwicklung aus.

Beim PEKiP werden die beiden Aspekte sensomotorische Anregung und psychosoziale Kontaktaufnahme als Einheit gesehen. Wenn das kleine Kind angeregt wird, sich physisch zu bewegen, so bekommt das Gehirn des Kindes eine größere Menge Blut zugeführt als normal. Die wachsende Blutzufuhr macht das Kind umgekehrt aufnahmefähiger für Stimulationen (vgl. Koch 1976, S. 330). Solche Anregungen sind bereits während der ersten Lebenswochen möglich.

Auch wenn Ihr Baby bereits älter als sechs Monate ist, können Sie seine Entwicklung mit Bewegungsstimulation unterstützen. Jede Art von Unterstützung, die der Situation und der Entwicklung des Kindes entspricht, ist besser als keine.

> **Beim frühen Lernen macht sich das Baby nicht nur mit seiner Umwelt bekannt, sondern es lernt und erwirbt auch Kenntnisse über sich selbst, wie es seinen Körper und seine Sinnesorgane benutzen kann.**

Dabei ist es für die Erwachsenen gar nicht so einfach, die Balance zwischen Abwarten und Anregen und zwischen dem Wahrnehmen der Bedürfnisse eines kleinen Kindes und seinen Reaktionen und seinen Aktionen zu finden.

Das Sammeln von Erfahrungen in den ersten Lebensmonaten und -jahren ist wichtig für eine gesunde Entwicklung. Spätere Erfahrungen bauen auf den früheren auf. Die Kommunikation, besonders auch die vorsprachliche zwischen Eltern und Kind, beeinflusst die sprachliche Entwicklung des Kindes. Die sprachliche Entwicklung ist also von Anfang an Teil der sozialen Beziehung.

Das Baby sammelt ohne Hintergrundwissen Erfahrungen mit seinem Körper, seinen Sinnesorganen, der Bewegungs- und Sprachentwicklung, dem geistigen und gefühlsmäßigen Wachstum im ersten Lebensjahr. Späteres Lernen und neue Situationen zu erfassen sind an eine Mischung von Bekanntem und Neuem gebunden.

Voraussetzungen für das Spielen mit dem Kind

Die folgenden Orientierungspunkte sollten Sie bei den Spielen und Anregungen beachten:

Nehmen Sie sich jeden Tag Zeit, intensiv mit Ihrem Baby zu spielen. Versuchen Sie, sich dabei ausschließlich auf Ihr Kind zu konzentrieren, ohne an andere Dinge zu denken. Dies gilt sowohl für die Mutter als auch für den Vater, der sich z. B. abends eine gewisse Zeit fürs Baby nimmt. Dem Baby gefällt es besonders, wenn das Spielen jeden Tag zur selben Zeit möglich ist. Es stellt sich darauf ein.

Wenn Sie mit dem Baby spielen, legen Sie Ihren Schmuck wie Uhren, Armbänder, Ringe etc. ab, damit sich Ihr Baby nicht daran verletzt. Es tut ihm gut, nackt zu sein. Da es sich dann freier bewegen kann, ist es zufriedener. Beteiligen Sie es aktiv an dieser Handlung, und lenken Sie die Aufmerksamkeit auf den Vorgang «Ausziehen». Vielleicht erzählen Sie ihm, was Sie vorhaben. Sie verstärken damit Ihre Zuwendung und die Konzentrationsbereitschaft Ihres Kindes.

«Paul, jetzt wollen wir die nasse Windel ausziehen. Das Hemd ist ja auch schon nass. Zuerst nimm mal den Po hoch, damit ich dir die Strampelhose ausziehen kann. Das hast du gut gemacht. Jetzt ziehen wir das Hemd aus. Reich mir mal den Arm. So ist es schön. Nun mach ihn ein wenig krumm, damit ich den Ärmel über die Hand ziehen kann. Da hast du aber gut geholfen. Jetzt das Gleiche mit dem anderen Arm. Pass auf, jetzt wird es dunkel, wir müssen das Hemd über den Kopf ziehen. Ich weiß, dass dir das

gar nicht behagt, und werde mich beeilen. Hallo, Paul, guck, da bist du ja wieder. Nun nehmen wir die nasse Windel ab. Das gefällt dir. Gut, jetzt strampelst du ohne deine Windel.»

So oder ähnlich könnte es sich anhören, wenn Sie Ihr Baby ausziehen. Das Baby hört Ihre Stimme und wird mit der Zeit auch immer mehr Worte verstehen und Ihnen intensiv zuhören und sich dementsprechend verhalten.

> *Ziel eines guten Zusammenspiels ist es:*
> – sicher im Umgang mit dem Baby zu werden,
> – es in seiner Eigenständigkeit zu achten,
> – ihm beim Spiel Zeit zu lassen,
> – sich ihm vollständig zuzuwenden,
> – seine Bedürfnisse zu erkennen,
> – es zu ermutigen, neue Möglichkeiten auszuprobieren,
> – sich über eigene Gefühle dem Kind gegenüber klar zu werden,
> – diese Gefühle dem Kind gegenüber zu verdeutlichen
> – und sich spontan und entsprechend zu verhalten.

Ihre Gefühle Ihrem Kind gegenüber werden nicht nur positiv sein. Wenn Sie sich z. B. gerade umgezogen haben und Ihr Baby Sie zum wiederholten Mal bespuckt, stellen sich ganz natürlich Gefühle von Wut und Ablehnung ein. Akzeptieren Sie ohne Schuldgefühle diese Gedanken. Vielleicht ist es in dieser Stimmung günstiger für Sie und Ihr Kind, wenn Sie sich jetzt zunächst einmal beide allein beschäftigen.

Ihr Kind verkraftet es besser, wenn Sie mal nicht mit ihm spielen, als wenn es Ihre negative Stimmung spürt. Suchen Sie sich entspannende Situationen. Teilen Sie anderen Ihre Sorgen und Empfindungen mit. Hören Sie z. B. mit oder ohne Ihr Baby Ihre Lieblingsmusik.

Folgende Empfehlungen tragen dazu bei, eine Atmosphäre zu schaffen, in der die Spiele und Anregungen Ihnen und Ihrem Baby Freude bereiten.

→ Je mehr Platz Ihr Baby zum Spielen hat, desto intensiver bewegt es sich. Vielleicht legen Sie eine Decke auf den Fußboden, damit es seinen Bewegungsdrang voll entfalten kann.

- → Wenn Sie sich mit Ihrem Baby beschäftigen, wird es sich mehr freuen und intensiver bewegen, als wenn Sie ihm ein Spielzeug geben.
- → Nähern Sie sich Ihrem Baby behutsam, damit es sich nicht erschrickt.
- → Wenn Sie ein Spiel beenden oder das Kind hinlegen, halten Sie Ihre Hände noch eine Weile am Körper des Kindes. Es tut Ihrem Baby gut, das Spiel langsam ausklingen zu lassen und noch eine Weile Ihre Nähe und Wärme zu spüren.
- → Ihr Baby sollte sich nach jedem Spiel ausruhen und entspannen können, wenn es das wünscht. Das Baby bestimmt die Pausen.
- → Die Reihenfolge der Spiele für die ersten Wochen und Monate sollte so gewählt werden, dass sich ruhige und anstrengende Spiele, evtl. auch Spiele in der Bauch- und Rückenlage, abwechseln.
- → Um keine einseitige Entwicklung zu erreichen, sollten Sie die Spiele sowohl zur rechten als auch zur linken Seite ausführen.
- → Die Freude Ihres Kindes steht im Mittelpunkt. Wenn es keine Lust mehr an einem bestimmten Spiel hat, wechseln Sie zu einem anderen oder beenden Sie das Spiel.
- → Regen Sie Ihr Baby nur zu Bewegungen an, die seinem Wachzustand, seinen momentanen Bewegungsmöglichkeiten und seiner Freude entsprechen.
- → Überforderungen bewirken Unlust und führen nicht zu Weiterentwicklung.
- → Begleiten Sie die Spiele und Anregungen mit Blickkontakt und freundlichen Worten. Der Mensch ist der stärkste Reiz für das Kind.
- → Die Anregungen für die ersten Monate eignen sich auch für ältere Kinder.

In den vorherigen Kapiteln wurden einzelne Anregungen fürs erste Vierteljahr in die jeweiligen Themen eingebracht.

Einige der folgenden Spiele machen Sie sicherlich schon unbewusst mit Ihrem Baby. Sie gehören zum normalen Leben mit einem Baby. Ich möchte sie Ihnen bewusst machen. Bei den Spielen des PEKiP geht es darum, das Kind in seiner Entwicklung zu unterstützen, und das ist vielfach mit «normalem» elterlichen Verhalten am wirkungsvollsten.

Weitere Anregungen für das erste Vierteljahr

Es gibt nicht das so genannte «dumme erste Vierteljahr». Babys sind von Geburt an aufnahmebereit und aktiv.

Es ist wichtig, dem Baby
→ einfache und sich häufig wiederholende Anregungen
→ in langsamem Tempo mit angepassten Pausen
→ mit angemessenem Eingehen auf das Verhalten des Kindes anzubieten.

Solche Bedingungen sind nur im sozialen Miteinander zu erfüllen. Das Kind reagiert mimisch, motorisch und eventuell sprachlich. Eltern nehmen diese Signale wahr und reagieren entsprechend. Sie passen sich den eingeschränkten Möglichkeiten des Babys meist intuitiv an.

Neben den bereits dargestellten Spielen unterstützen Sie im ersten Vierteljahr Ihr Baby in der Entwicklung mit den folgenden Anregungen. Die zuerst dargestellten Spiele können Sie gleich nach der Geburt ausprobieren, da sie vom Baby als anregend und kaum als anstrengend empfunden werden.

Streicheln des Babys

Wie streicheln Sie Ihr Baby am liebsten?
Nehmen Sie die ganze Handfläche zum Streicheln?
Streicheln Sie Ihr Baby auch mit Mund, Gesicht und Haaren?
Streicheln Sie es am Körper?

Wenn Sie sich selbst gerne sanft streicheln lassen, streicheln Sie Ihr Baby sicher auch eher sanft. Schauen Sie Ihr Baby an, wie ihm das Streicheln am besten gefällt.

Streicheln Sie es mal mit festerem Druck. Was lesen Sie in seinem Gesicht? Mag es mit einer Feder gestreichelt werden? Kinder, denen dies gefällt, strecken ihren Bauch der Feder entgegen, um weiter gestreichelt zu werden. Kinder, die keine Freude daran haben, ziehen ihren Bauch ein. Mag Ihr Kind mit weichem Stoff gestreichelt werden, wie Seide oder Fell,

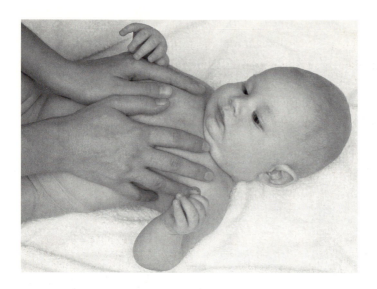

oder zieht es einen festen Stoff wie Leinen oder Frotté vor? Wie ist es mit einer weichen Bürste oder einem Saunahandschuh? Schiebt das Baby Ihre Hand weg, wenn Sie es mit etwas Härterem berühren, oder genießt es diese Massage? Im Gesicht und in den Bewegungen werden Sie die Antworten finden.

Berühren Sie es dabei mit der ganzen Fläche Ihrer Hand. Durch Berührungen und Streicheln spürt der Säugling seine äußere Hülle zur Welt, bekommt ein Bewusstsein für seinen Körper und kann langsam sein Selbstbewusstsein und seine Selbstkontrolle ausbilden.

Streicheln Sie Ihr Kind am gesamten Körper. Achten Sie darauf, wie Ihr Kind am liebsten gestreichelt werden möchte. Wenn Ihr Baby versucht, nach Ihnen zu tasten, um Sie zu berühren, erfährt es, wie Sie sich anfühlen und welche Empfindungen es damit bei Ihnen auslösen kann.

Wenn Ihr Kind zu Hautproblemen wie zum Beispiel Neurodermitis neigt, ist es vielleicht für Sie nicht einfach, es zu streicheln. Dabei ist Streicheln, Zuwendung zu erfahren und damit seine Hautfunktionen zusätzlich angeregt zu bekommen, für Ihr Kind in dieser Situation besonders wichtig.

Die Haut ist sowohl Grenze als auch Verbindungsorgan des Körpers zur Umwelt.

Hände öffnen durch Streicheln

Ihr Säugling liegt auf dem Rücken vor Ihnen. Seine Hände sind oft zu Fäustchen geschlossen. Sie können Ihr Kind dazu veranlassen, die Fäuste zu öffnen. Streicheln Sie eine Hand an der Außenseite bzw. an Außenseite und Handrücken. Das Kind wird sie öffnen wie das vier Wochen alte Baby auf dem Foto.

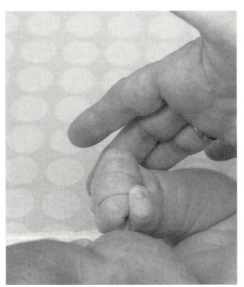
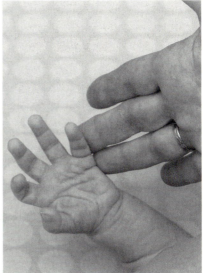

Vielleicht schließt es die Faust sofort wieder. Es kommt nicht darauf an, dass es die Hand offen hält, sondern auf die Bewegung des Öffnens und Schließens, die seine Muskeln anregt und die Hände entspannt und beweglich macht.

Ihr Baby fängt vielleicht gleichzeitig an, mit den Armen zu rudern, sodass Sie nicht die Hand streicheln können. Halten Sie nicht den Arm Ihres Babys fest, sondern lassen Sie ihm die freie Bewegung. Versuchen Sie es nach einiger Zeit noch einmal.

Damit sich Ihr Baby beidseitig gut entwickelt, probieren sie dasselbe mit seiner anderen Hand. Wenn es die Faust nicht öffnet, kann es sein, dass das Baby zu angespannt ist. Vielleicht legen Sie es auf Ihre Oberschenkel, sodass es warm und weich liegt und Sie anschaut.

Sie können auch die Innenfläche der Hand streicheln oder in die geöffnete Hand des Kindes Ihren Finger legen. Es wird ihn reflexhaft festhalten. Übrigens umfasst es beim Greifen viel eher Ihren Finger als einen toten Gegenstand, denn es reagiert eher auf Menschen als auf Unbelebtes.

Das Baby wird aber auch andere Dinge festhalten, wie z. B. ein Stück glatten Stoff, Samt, Seide oder Frotté, das Sie ihm in seine Hand geben. Sie können ihm auch einen Ring anbieten. Das Material fühlt sich kühler und härter an. Das Baby lernt, dass verschiedene Dinge sich unterschiedlich anfühlen.

Das Festhalten in den ersten Wochen ist kein bewusstes Greifen, sondern ein Reflex, der sich danach verliert. Später lernt das Kind bewusst zu greifen.

Sprechen Sie mit Ihrem Kind, wenn Sie ihm den Finger oder ein Spielzeug geben. Erzählen Sie ihm, was Sie ihm geben, und ermuntern Sie es, es festzuhalten, und bestärken Sie es mit Worten, wenn es das Spielzeug in den Händen hält.

Sie werden feststellen, dass sich die Fäustchen jeden Tag häufiger öffnen und länger geöffnet bleiben.

Ab der achten bis zehnten Woche fängt das Kind an, Dinge mit beiden Händen zu ertasten. Wir geben ihm eine Kugelkette, ein Schlauchstück oder ein Stoffsäckchen.

Das Neugeborene nimmt über seine Augen vielfältige Reize auf. Die Eltern lenken schon von Geburt an die Aufmerksamkeit des Babys auf sich, wenn sie ihrem Baby lange ins Gesicht sehen und mit ihm sprechen. Wenn das Baby die Mutter ansieht, hebt diese oft die Augenbrauen, wodurch die Augen sich weiter öffnen, und beugt sich danach nach vorn, redet mit dem Baby und lächelt. Das Baby erlebt diese Situation immer wieder und fängt an, sein Gesichtsschema aufzubauen, das heißt, sobald es ein Gesicht sieht, ist sein Interesse schneller und stärker geweckt, als wenn ihm ein Gegenstand hingehalten wird. Schon direkt nach der Geburt hat das Kind Interesse an Gesichtern. Nach einiger Zeit wird es von sich aus Kontakt zum Gesicht des Erwachsenen suchen, dieses intensiv anschauen, und die Mutter reagiert auf das Anschauen.

Um dem Kind vielfältige Erfahrungen mit dem Sehen zu ermöglichen, zeigen wir ihm im Laufe der Zeit verschiedene Dinge und Personen.

Gesicht mit den Augen verfolgen

Halten Sie Ihr Gesicht so vor das Gesicht des wenige Tage alten Kindes, dass es Sie sehen kann. Der günstigste Abstand zwischen Babys Gesicht und Ihrem beträgt bei einem Neugeborenen 20–25 cm.

Wenn Sie den Eindruck haben, dass Ihr Baby Ihr Gesicht im Blickfeld hat, bewegen Sie es behutsam zur Seite. Achten Sie dabei darauf, dass Ihr Baby Sie nicht aus den Augen verliert. Neigen Sie sich dann langsam wieder zur Mitte und ein wenig zur anderen Seite. Das ist Ihnen besonders gut gelungen, wenn Ihr Kind Sie zwischendurch nicht aus den Augen verloren hat.

Am Anfang wird Ihr Neugeborenes die Augen nur ein wenig nach rechts und links bewegen. Wenn Sie dieses Spiel regelmäßig mit Ihrem Baby machen, werden Sie feststellen, dass es seine Augen im Laufe der Zeit immer ein Stück weiter zu den Seiten bewegen wird. Am Ende des ersten Vierteljahres wird es sogar seinen Kopf mit nach rechts und links drehen.

Spielzeug verfolgen

Wenn Ihr Kind Ihr Gesicht gut fixiert, können Sie ihm auch ein leicht erkennbares, nicht zu kleines, farbiges Spielzeug wie die mit Reis gefüllte Socke auf dem Foto auf S. 94 zeigen und diese bewegen.

« Meine Annika schaut die Rassel oft nicht an. Ich habe den Eindruck, dass sie entweder hindurchguckt oder mich ansieht. »

Spielzeug ist eben nicht so interessant wie Ihr Gesicht. Schließlich zeigt es ja keine Mimik und reizt das Kind dadurch nicht so zum Hinschauen.

> Der Mensch ist der stärkste Reiz, der das Kind zu Bewegungen anregt. Einfühlsames Verhalten beeinflusst die Freude des Kindes an den Bewegungen.

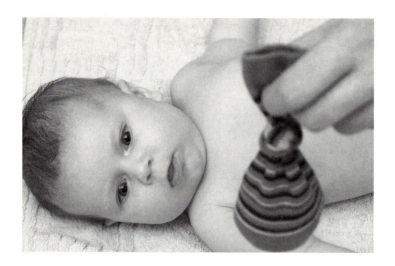

«Oft klappt es ganz gut, dass Lukas mein Gesicht verfolgt. Aber zu anderen Zeiten macht er es überhaupt nicht. Ich habe sogar den Eindruck, dass er gewollt vorbeiguckt. Jedes Mal, wenn ich das Gesicht genau in sein Blickfeld bringe, wendet er sich ab. Inzwischen nimmt er manchmal sogar den Kopf zur Seite. Ob er mich nicht sehen will?»

Säuglinge verhalten sich so, wenn es ihnen reicht. Das hat nichts mit Ihnen zu tun. Für Kinder dieses Alters ist es schon eine enorme Leistung, sich kurze Zeit zu konzentrieren, etwas anzuschauen, es ins Blickfeld zu bekommen, es zu verfolgen und nicht aus den Augen zu verlieren.

> *Überlegen Sie, warum Ihr Baby nicht mehr will:*
> – Haben Sie schon längere Zeit mit ihm gespielt, sodass es Ruhe haben will, um das Erlebte zu verarbeiten?
> – Ist das Baby müde?
> – Will es sich nach gemeinsamem Spiel allein beschäftigen?
> – Hat Ihr Baby Hunger?
> – Ist es durch die Umgebung abgelenkt?
> – Hört es Geräusche, Musik, Stimmen, die es mehr interessieren als das Spiel?
>
> Versuchen Sie, den Grund herauszufinden und darauf so zu reagieren, dass Ihr Kind zufrieden wird.

Spielzeug nach oben und unten bewegen

Wenn Ihr Baby das Spielzeug gut von einer zur anderen Seite verfolgt, können Sie das Spiel erweitern. Bewegen Sie das Spielzeug mal mehr nach oben zur Stirn hin, mal in Richtung der Füße. Ihr Baby wird die Pupillen bis zum oberen und unteren Lid bewegen. Mit zunehmendem Alter wird es das Spielzeug auch mit dem Kopf verfolgen.

Spielzeug im Kreis drehen

Drehen Sie das Spielzeug, wenn das Baby die vorige Anregung beherrscht, im Kreis. Es wird mit seinen Augen den Gegenstand verfolgen. Später wird es den Kopf mitbewegen, um das Spielzeug nicht aus den Augen zu verlieren. Dann können wir sowohl das Ausmaß nach rechts und links als auch die Bewegung des Kreises weiter vergrößern. Das Kind wird Ende des ersten Vierteljahres anfangen, auch den Kopf in Richtung des Spielzeugs zu bewegen.

«Wenn ich meiner Anastasia ein Spielzeug zeige, wird sie immer ganz unruhig. Sie zappelt mit Armen und Beinen. Ich weiß gar nicht, ob das gut ist» (Susanne K., 29 J., techn. Zeichnerin).

Frau K. hat ihre Tochter gut beobachtet. Das Anschauen des Gegenstands mobilisiert nicht nur ihre Augen. Ihre Tochter möchte den Gegenstand «be-greifen». Dies ist noch zu früh. Sie kann Arme und Beine noch nicht unabhängig voneinander bewegen, was zu dieser «Massenbewegung» führt. Diese unwillkürlichen Bewegungsmuster in den ersten Monaten erschweren zwar das Nachschauen, sind aber für die Bewegungserfahrungen wichtig.

Im Laufe der ersten Monate wird das Baby anfangen, die Fäuste zu öffnen, wenn es einen Gegenstand greifen möchte. Am Ende des ersten Vierteljahres wird es die Arme immer weiter zur Mitte bewegen, wenn wir ihm Zeit lassen.

Den Rücken streicheln

Ihr Neugeborenes ist wach, liegt auf dem Bauch und hält den Kopf nach einer Seite. Streicheln Sie es vom Kopf über seinen Rücken bis zum Po mit der ganzen Handfläche, und geben Sie ihm dadurch Sicherheit. Das Baby wird sich wohl fühlen. Wenn Sie einen leichten Druck auf

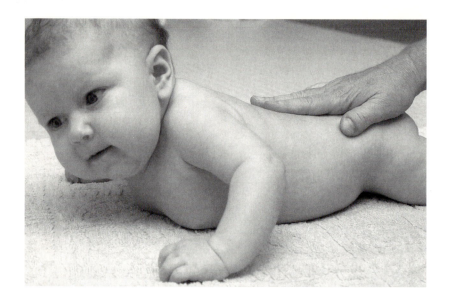

seinen Po ausüben, versucht es, sein Köpfchen kurzfristig anzuheben. Wenn Sie gleichzeitig mit ihm sprechen, wird es sich noch aufmerksamer verhalten.

An einem Wasserball (ca. 25–30 cm Durchmesser) wird Ihr Baby viel Freude haben. Da er größer als Ihr Gesicht oder als andere Spielsachen ist, zeigen Sie ihn dem Baby erst von weitem, sodass es sich langsam an ihn gewöhnt.

Treten gegen einen Wasserball

Für dieses Spiel brauchen wir einen kleinen Wasserball. Am Ventil befestigen wir ein Band. Wie bei allen Anregungen ist es am besten, wenn das Baby nackt ist, zumindest sollte es aber nackte Füße haben, da es sonst den Ball nicht an den Fußsohlen spürt.

Das Baby liegt auf der Decke oder dem Wickeltisch vor uns. Mit einer Hand halten wir den Wasserball an der Schnur. Die andere legen wir unter den Po des Kindes und heben ihn so hoch, dass die Beine des Babys nicht mehr auf der Unterlage liegen. Wenn die Fußsohlen des Babys den Ball berühren, spürt es den leichten Widerstand und wird danach treten.

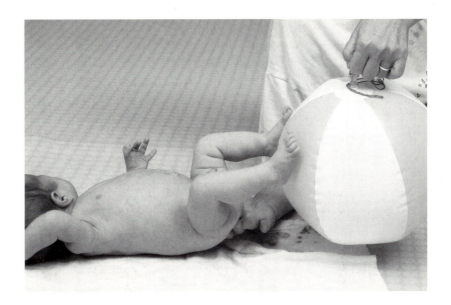

Das kann einige Minuten dauern, lassen wir ihm Zeit. Das Baby auf dem Foto ist erst vier Wochen alt, strampelt kräftig gegen den Ball, hat aber noch keinen Blickkontakt zu ihm.

Manchmal ist das Kind auch müde. Es tritt nicht gegen den Ball, oder seine Bewegungen werden langsamer und hören auf.

Wenn Ihr Baby müde ist oder aus anderen Gründen keinen Spaß am Spielen hat, hören Sie auf.

Ein mehr als zwei Monate altes Baby nimmt seine Beine womöglich schon selbst vom Boden und braucht unsere Hilfestellung mit der Hand unter dem Po nicht mehr, um gegen den Ball zu treten.

Wenn das Baby über drei Monate alt ist, tritt es vielleicht nicht mehr gegen den Ball. Der Impuls, allem, was das Kind unter den Fußsohlen spürt, Widerstand zu geben, ist verschwunden. Es wird aber mit zunehmendem Alter bewusst die Beine hochnehmen und gegen den Ball treten. In PEKiP-Gruppen gibt es Väter, die von der «Ballbeherrschung»

Weitere Anregungen für das erste Vierteljahr

ihres ca. sechs Wochen alten Kindes so begeistert sind, dass sie ihm eine Fußballerkarriere voraussagen ...

Beobachten Sie Ihr Baby. Es ist vom Kopf über Arme, Hände, Körper, Beine, Füße bis zu den Zehen aktiv.

Bälle sind ein wichtiges Spielzeug für die Bewegungsentwicklung. In der vorigen Anregung wurde ein Wasserball benutzt, der Kindern bis ins Schulalter Freude bereitet.

Wenn Sie einen Ball vor den Augen des Babys bewegen, beobachtet es ihn fasziniert. Später versucht es, ihn zu berühren, festzuhalten und wegzustoßen. Der Ball rollt weg. Dies veranlasst das Baby, sich lang zu strecken, um ihn zu erreichen und das Spiel neu beginnen zu lassen.

In der ersten Zeit freut Ihr Baby sich über einen weichen Ball, den es gut festhalten und in den Mund stecken kann. Wählen Sie einen waschbaren Ball mit einer kräftigen Farbe. Später hat es Freude an festeren Bällen in unterschiedlicher Größe und Beschaffenheit.

Abstoßen vom Wasserball

Der Wasserball sollte einen Durchmesser von ca. 30 cm haben.

Wir nehmen unser Baby aus der Bauchlage hoch, indem wir unsere Hände wie eine Schale um seinen Brustkorb legen. Legen Sie das Baby mit dem Oberkörper auf den Ball, und behalten Sie den Schalengriff bei. Das Kind wird von hinten gehalten und kann Arme und Beine frei bewegen. Die Hände wird es am Anfang noch oft zu Fäusten geballt halten.

Wir achten darauf, dass das Baby mit seinen Füßen leicht den Boden berührt. Das Gewicht des Kindes darf keinesfalls von den Füßen getragen werden, sondern liegt auf dem Ball. Es spürt den Widerstand des Bodens abwechselnd unter seinen Füßen. Es zieht den einen Fuß hoch und stößt sich mit dem anderen ab, immer abwechselnd. Dies ist in den ersten zwei bis drei Monaten noch ein reflektorisches Bewegungsmuster. Der Säugling hat Freude an der Bewegung der Beine, kann aber seinen Kopf nur recht kurz anheben.

Manche Kinder brauchen etwas länger, um zu reagieren. Lassen Sie Ihrem Baby viel Zeit. Wenn Ihr Kind immer wieder seine Beine steif macht, sollten Sie dieses Spiel nicht mit ihm machen.

Die Bewegung des Abstoßens unterstützen wir, indem wir den Ball im Rhythmus des Kindes bewegen. Die Bewegung geht vom Kind aus, die Mutter folgt ihr. Das Kind auf dem Foto wird von seiner Mutter gestützt und hält seinen Kopf jetzt gut.

Wenn Ihr Baby sich nur wenig oder gar nicht abstößt, ist es vielleicht mehr damit beschäftigt, sein Gleichgewicht auf dem Ball auszubalancieren oder mit seinen Händen etwas zu tun.

Beobachten Sie, wie intensiv das Baby bei diesem Spiel mit seinen Füßen arbeitet.

Ihr Baby stößt sich nicht ab? Vielleicht ist es müde, oder es möchte im Moment ganz etwas anderes tun.

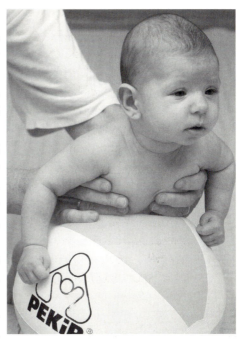

Versuchen Sie, das herauszufinden und entsprechend zu reagieren. Machen Sie ihm das Angebot zu einem anderen Zeitpunkt.

Das reflektorische Abstoßen verliert sich im Laufe des ersten Vierteljahres.

> Der rhythmische Wechsel zwischen Aktivsein und Ausruhen begleitet uns während des gesamten Lebens. Es ist gut, wenn das Baby seine Anspannung und Entspannung selbst zu regulieren lernt.

Leichter Zug nach rechts und links

Das Baby liegt auf dem Rücken vor uns. Wir sprechen mit ihm und strecken ihm unsere Hände entgegen und streicheln mit ihnen seine Fäuste: Wenn wir mit unserem Zeigefinger ein wenig gegen die Handinnenflächen drücken, wird es ihn festhalten. Unseren Daumen oder

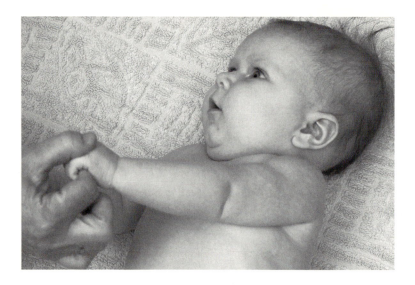

einen anderen Finger halten wir leicht auf der Handoberfläche, damit es sich nicht erschrickt, wenn es plötzlich loslässt.

Hält das Baby unseren Zeigefinger umklammert, dann bewegen wir ihn langsam zur Körpermitte des Babys. Das Kind hält fest und bewegt seine Hand und seinen Arm leicht zur Mitte. Am Anfang wird das Baby diese Bewegung langsam ausführen, aber mit der Zeit wird es sicherer, kräftiger und aktiver.

Hält das Baby unseren Zeigefinger längere Zeit fest, zieht es sich über die Mitte bis in die Seitenlage. Wir achten darauf, dass es seinen Kopf und seine Beine mit zur Seite dreht. Auf dem Foto oben schaut das Kind das Gesicht der Mutter an und ist ganz konzentriert bei dem Spiel.

Wenn Ihr Baby seinen Kopf in den Nacken drückt oder nicht aktiv mitmacht, ist diese Anregung im Moment nicht geeignet.

Beobachten Sie Ihr Baby beim Spiel:
– Greift es links genauso wie rechts?
– Nach welcher Seite schaut es bei diesem Spiel am liebsten?
– Nimmt es seinen Körper zu beiden Seiten gleich intensiv mit?
– Hält es den Körper gerade?

Jede Bewegung wird über die Sinnesorgane empfunden und hinterlässt «Ein-Drücke» in unserem Inneren, die dort gespeichert und mit anderen, bereits bekannten Erfahrungen verknüpft werden. Als «Aus-Drücke» wiederum zeigen sie sich in anderen, neuen Bewegungen, werden erneut empfunden, bilden neue Eindrücke etc. (Stemme / Eickstedt 1998, S. 39).

Heben des Kopfes in der Bauchlage

Wenn Ihr Neugeborenes auf dem Bauch liegt, wird es am Anfang mit viel Anstrengung den Kopf von einer auf die andere Seite legen. Es ist spannend zu beobachten, wie das Baby es schafft, ihn jeden Tag ein wenig länger oder höher zu halten. In Bauchlage sieht das Kind anders als auf dem Rücken. Die aufrechte Perspektive wird es mit zunehmendem Alter immer mehr schätzen.

Wenn Sie dem Baby ein Spielzeug zeigen, wird es versuchen, seinen Kopf zu heben und das Spielzeug anzusehen, und es anfangs kurz, mit der Zeit immer länger, im Blick behalten. Das Baby verfolgt das Spielzeug zuerst mit den Augen, wenn Sie es bewegen. Bald wird es den Kopf mitbewegen und den Radius vergrößern.

Am Anfang hält das Baby nur den Kopf, dann stemmt es sich auch mit den Armen ab und hebt so die Schultern über den zusammengeballten Fäusten.

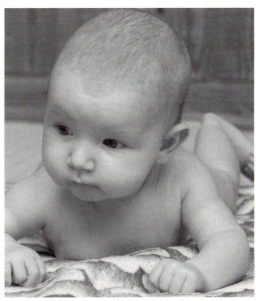

Ende des ersten Vierteljahrs hebt es Schultern und Kopf von der Unterlage und stemmt sich auf die Unterarme wie das Kind auf dem Foto.

Wenn das Kind mit Augen und Kopf die Bewegung des Spielzeugs verfolgt, unterhalten Sie sich mit ihm vielleicht so: «Wo ist die Rassel? Schön schaust du hinterher. Das fällt dir gar nicht so einfach, den Kopf zu halten. Du strengst dich aber an.»

Wie anstrengend diese Haltung ist, probieren Sie am besten selbst aus. Legen Sie sich in Bauchlage auf den Boden, ohne sich mit den Armen abzustützen, die Sie neben dem Körper liegen lassen. Jetzt heben Sie den Kopf, drehen ihn nach rechts und links und halten ihn eine Weile oben. Sie werden feststellen, wie angespannt Ihr ganzer Körper ist, besonders Ihre Nackenmuskeln. Selbst ausprobieren zeigt, wie anstrengend die Spiele für das Kind sind, das z. B. noch nicht gelernt hat, sich auf die Unterarme abzustützen. Außerdem wird sich das Kind freuen, wenn Sie auch auf dem Boden liegen und das Gleiche machen wie es selbst.

> **Wenn Sie mit Ihrem Baby ein Spiel gemacht haben, ruhen Sie sich gemeinsam aus, unterhalten Sie sich oder streicheln Sie es zur Entspannung.**

Mit diesen ersten Spielen können Sie beginnen, wenn das Baby sein Geburtsgewicht wieder erreicht hat.

Es gibt auch Zeiten, in denen wir kaum Veränderungen wahrnehmen. Das Baby konzentriert sich vielleicht im Moment auf einen anderen Entwicklungsbereich. Es hat z. B. gerade entdeckt, dass es seine Hände vor das Gesicht nehmen und sie beobachten kann. Deshalb will es vielleicht besonders gern auf dem Rücken liegen, um mit seinen Händen zu spielen.

Die Anregungen zum Tragen (s. S. 60 ff.) eignen sich auch schon für die ersten Tage, wenn sich der Erwachsene dabei dem Kind so anpasst, dass es die Bewegungen des Erwachsenen mitmachen kann und dabei zufrieden ist.

In den ersten Tagen und Wochen sind die Wachzeiten kurz, und das Spielen wird sich auf wenige Minuten, z. B. während des Wickelns, beschränken. Mit zunehmendem Alter werden die Wachzeiten länger, und es wird eine bestimmte Zeit am Tag geben, in der Sie sich länger mit Ihrem Baby beschäftigen, je nach seinen Bedürfnissen.

> Das Baby bestimmt von Anfang an mit, wann, ob und wie miteinander gespielt wird. Dabei lernen Sie, das eigene Handeln immer mehr mit dem des Kindes in Einklang zu bringen.

Dadurch, dass Sie z. B. beim Kind Anzeichen von Müdigkeit sehen und entsprechend reagieren, wird das Kind an Sicherheit und Zufriedenheit gewinnen.

Die Anregungen, die bisher beschrieben wurden, können wir immer wieder umsetzen, auch mit dem älteren Baby. Das Spiel verändert sich dann. So wird das Baby irgendwann, wenn wir seine Hände streicheln wollen, unsere Hand von sich aus ergreifen und uns zeigen, was es tun möchte.

Spielen auf den Oberschenkeln der Mutter

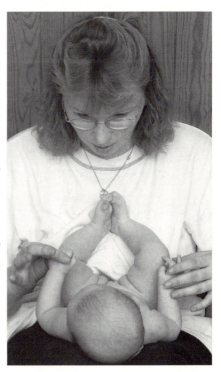

Legen Sie sich auf den Boden, oder setzen Sie sich auf die Couch, und stellen Sie Ihre Beine leicht hoch. Nehmen Sie Ihr Baby, und legen Sie es mit seinem Oberkörper auf Ihre Oberschenkel. Seine Beine liegen an Ihrer Brust. Wichtig ist, dass das Kind in Schräglage an die Oberschenkel gelehnt bleibt, nicht sitzt. Auf dem Foto sehen wir, wie symmetrisch das Kind inzwischen seinen Körper hält.

Schaukeln Sie das Baby leicht hin und her, und bewegen Sie Ihre Beine leicht auf und ab. Sie werden feststellen, dass dies beim Baby auch Bewegungen als Antwort auslöst.

Wenn Sie Ihren Kopf bewegen, wird das Kind Sie mit seinen Augen verfolgen. Auch fällt es dem Baby leicht, in dieser

Weitere Anregungen für das erste Vierteljahr

Haltung ein Spielzeug mit Augen und Kopf zu verfolgen. Kindern mit einem stark ausgeprägten Hinterkopf fällt es schwer, auf einer festen Unterlage ihren Kopf von einer Seite zur anderen zu drehen. In dieser Haltung ist das einfacher.

Sie können sich so gut mit Ihrem Baby unterhalten. Erzählen Sie ihm etwas. Das Baby hört zu und reagiert, indem es seine Lippen und Augen und seinen Kopf bewegt. Die menschliche Stimme ist eine besondere akustische Stimulation fürs Baby. Es fühlt sich aufgefordert, seinerseits zu reagieren. Obwohl es die Worte noch nicht versteht, nimmt es die Art des Sprechens, Ihre Mimik und Gestik wahr und versucht, sie nachzuahmen und Ihnen zu antworten.

Schaukeln Sie das Baby, indem Sie sich aufsetzen und wieder hinlegen.

Kind über den Kopf heben
Wir nehmen das auf dem Rücken liegende Kind über die Seite hoch (vgl. Hochnehmen, S. 57 ff.) und halten es im Schalengriff aufrecht vor unser Gesicht. Dabei nehmen wir Blickkontakt zum Baby auf. Unsere Hände halten es sanft und sicher, ohne es einzuengen. Wir heben es langsam über unseren Kopf und schauen es weiter an. In der waage-

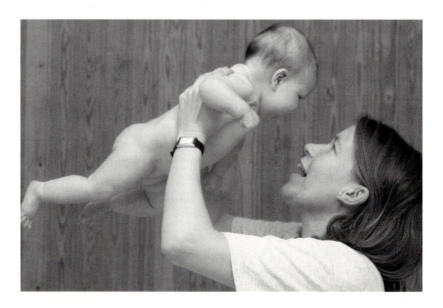

rechten Haltung über unserem Kopf balanciert das Baby aktiv seinen Kopf, seinen Körper und seine Beine aus. Mit zunehmendem Alter fühlt es sich sicherer und hat immer mehr Freude an dem Spiel. Wir bewegen das Kind langsam und engen es nicht ein, damit es sich mit eigenen freien Bewegungen auf unser Halten einstellen kann.

Im zweiten Lebensmonat nehmen wir das Kind nur für einige Sekunden vorsichtig hoch. Mit zunehmendem Alter verlängern wir diese Zeiten.

Schnell sagt jemand: Mir wird das Kind zu schwer. Aber gerade bei dieser Anregung werden Sie erleben, wie Sie Vorteile aus dem gemeinsamen Spiel ziehen. Auch die Muskulatur des Erwachsenen reagiert auf die Anforderung, wird gestärkt und kraftvoller.

> Das Baby spürt Nähe, Geborgenheit und Verbundenheit mit den Eltern, wenn sie sich gemeinsam mit ihm freuen und mit ihm reden.

Spielzeug «be-greifen»

Wenn Sie ein Spielzeug vor das Gesicht des Babys halten, wird es dieses zunächst nur anschauen. Halten Sie das Spielzeug längere Zeit ruhig, und achten Sie auch auf Babys Beine, Arme und Hände. Es gerät vielleicht in Bewegung, strampelt mit den Beinen, rudert mit seinen Armen und öffnet die Fäustchen.

Mit zunehmendem Alter hebt das Baby Arme, Hände und Beine immer höher vom Boden und versucht, sie zur Körpermitte zu bewegen und die Hände vor dem Gesicht zusammenzubringen.

Es lenkt seine Arme zielstrebig auf bestimmte, fixierte Gegenstände hin. Es lernt, die Augen mit der Handbewegung abzustimmen. Dies ist eine sowohl körperliche wie geistige Anstrengung.

Das Baby greift nach dem Gegenstand; es ergreift ihn, indem es ihn mit seinen Händen hält, und begreift ihn, indem es seine Größe, Form, Farbe, Materialbeschaffenheit und Oberflächengestaltung ertastet, erspürt und verarbeitet.

Gegen Ende des dritten Monats können Sie Ihrem Baby den Wasserball zum Ertasten mit den Händen hinhalten. Es bewegt den Ball, indem es ihn mit den Händen abstößt und in Bewegung bringt.

Wenn das Baby seine Hände vors Gesicht nehmen kann, wird es sie betrachten und mit ihnen spielen. Zuerst wundert es sich über die Bewegungen der Hände und Finger. Erst mit der Zeit und durch ständiges Wiederholen versteht es, dass diese Hände ein Teil von ihm sind, und stellt fasziniert fest, dass es selbst die Bewegungen ausführt. Durch das Betrachten seiner Finger entwickelt das Baby sein räumliches Sehen. Als Erwachsener staunt man, mit welcher Ausdauer und Intensität Kinder ihre Hände beobachten und mit ihnen spielen. Später werden sie andere Teile ihres Körpers und deren Funktionen wahrnehmen und begreifen.

Schnur mit Gegenständen betrachten
Spannen Sie ca. 10–15 cm über der Brust des Kindes im Kinderwagen oder über seiner Spieldecke auf dem Boden eine Schnur, an der Sie aufgefädelte Knöpfe, dicke Holzperlen, Stoffstücke, Rassel oder knisterndes Butterbrotpapier anbringen. Zuerst wird das Baby durch spontane Armbewegungen die Gegenstände zufällig berühren, anfassen und wieder loslassen. Das Kind freut sich über die Geräusche, wendet seinen Kopf hin, realisiert mit der Zeit, dass es häufiger Geräusche gibt, wenn es seine Arme nach oben bringt, und wird Arme und Hände zu den Gegenständen bewegen.

Am Ende des ersten Vierteljahres werden aus den eher zufälligen Greifbewegungen willkürliche Bewegungen. Das Baby versucht bewusst nach den Dingen zu greifen, die über ihm hängen.

Über das Bett des Kindes können Sie ein Mobile aus großen, einfarbigen, geometrischen Formen hängen. Wenn das Baby wach ist, wird es die Figuren mit seinen Augen verfolgen.

Kind in aufrechter Haltung nach rechts und links neigen
Wir fassen das auf dem Rücken liegende Kind so, dass unsere Handflächen und Finger einen breiten Gürtel um den Oberkörper des Kindes bilden. Wir nehmen es über die Seite hoch in die aufrechte Lage, neigen seinen Kopf ein wenig zur einen Seite und langsam wieder zur Mitte und

behutsam zur anderen Seite. Dies versuchen wir nur so weit, wie das Kind den Kopf zu halten vermag. Das Kind balanciert seinen Oberkörper. Im zweiten Monat neigen wir das Kind bis zu 45 Grad nach rechts und links.

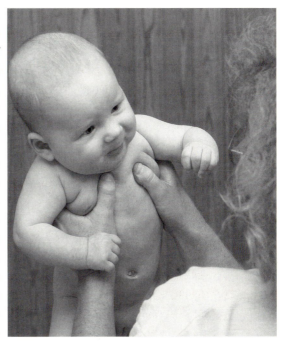

Sie können auch das Baby mit dem Kopf nach vorn neigen. Wichtig bei dieser Anregung – wie auch bei allen anderen – ist, dass Ihr Baby mit Freude bei der Sache ist. Wenn es ängstlich ist, sollten Sie die Anregung abbrechen und zu einem späteren Zeitpunkt noch einmal ausprobieren. Normalerweise haben die Kinder Freude an diesen Lageveränderungen.

> *Aktive und ruhige Spiele*
> Beginnen Sie mit den zuerst vorgestellten Spielen, und bieten Sie anfangs nur ein bis zwei an. Wechseln Sie zwischen einem aktiven und einem ruhigen Spiel. Achten Sie darauf, welche Anregungen Ihrem Baby besondere Freude machen, und wiederholen Sie sie. Verlieren Sie die anderen Spiele nicht aus den Augen. Die Vorlieben Ihres Babys können sich von einem Tag zum nächsten ändern.

Ihr Baby wird sich freuen, wenn Sie ihm etwas vorsingen. Erinnern Sie sich, welche Lieder Ihnen in der Kindheit gefallen haben, und singen Sie diese dem Baby vor, wie z. B. das Lied «Hänschen klein». Sie können natürlich auch selbst Melodien und Texte erfinden und sie z. B. beim An- und Ausziehen singen.

> Das Kind gewinnt Sicherheit, wenn seine Bedürfnisse gesehen und ernst genommen werden, indem wir seine Signale beachten und auf sie reagieren.

Die vorher beschriebenen Spiele eignen sich so lange für Ihr Kind, bis es keinen Spaß mehr an ihnen hat, weil andere Angebote seinem Entwicklungsstand eher entsprechen. Ich habe versucht, die Spiele so zu ordnen, dass sie zwischen Ruhe und Anstrengung, Bauch- und Rückenlage, Ansprache der verschiedenen Körperteile abwechseln, sodass Sie zwei Spiele nacheinander machen können, später auch mehr. Im Laufe der Zeit werden Sie selbst Reihenfolge und Art der Spiele bestimmen, wie sie Ihrem Baby am meisten Freude machen.

Bei den Spielen fürs zweite Vierteljahr werden Sie einige hier beschriebene Spiele wieder finden. Es wird dort auf den inzwischen fortgeschrittenen Entwicklungsstand des Kindes eingegangen und darauf aufgebaut.

Anregungen für das zweite Vierteljahr

Die Entwicklungen von sozialen Kontakten, Sprache und Gefühl sind eng miteinander verknüpft. Bis zum Ende des sechsten Monats lernt das Baby die meisten Vokale, einige Konsonanten und vielleicht schon erste Silben.

Mit dem Baby plaudern
Wenn wir mit dem Kind oft sprechen, wird es selbst auch mehr brabbeln. Wir legen das Kind vor uns und berühren es sanft an den Wangen, am Kinn, am Körper … und brabbeln mit leiser, sanfter Stimme. Das Baby wird uns «antworten». Hohe Frauenstimmen motivieren das Baby am meisten dazu. Nachdem wir etwas gesagt haben, machen wir einige Sekunden Pause, damit das Kind auch Zeit hat, uns zu antworten. Wenn wir uns über sein Brabbeln freuen, wird es uns öfter antworten.

Mit dem etwas älteren Kind können wir ein wenig plaudern. Wir sprechen ihm einen Laut vor, und es wird ihn wiederholen.

Im zweiten Vierteljahr wird das Baby schon selbständiger. Wenn Sie ihm den Ball hinhalten, dreht es sich vielleicht zur Seite, anstatt gegen den Ball zu treten. Versuchen Sie auch jetzt nicht, Ihre eigene Vorstellung durchzusetzen, sondern überlassen Sie Ihrem Kind die Initiative und unterstützen Sie es, sich z. B. weiter auf den Bauch zu drehen.

Die Asymmetrie der Körperhaltung – wie ein Fragezeichen zu liegen und Arme und Beine unterschiedlich zu bewegen – verliert sich langsam. Das Baby liegt und bewegt sich jetzt symmetrisch. Es spielt mit seinen Händen und Fingern und steckt sie in den Mund. Gegenstände werden ergriffen und zum Mund geführt. Der Mund ist in dieser Lebensphase das wichtigste Tastorgan des Kindes. Am Ende des sechsten Monats wechselt es Spielzeug zwischen seinen Händen hin und her.

Das Kind erforscht mit seinen Tastsinnen die Umwelt. Es wird auf immer feinere akustische Reize aufmerksam und wendet seinen Kopf oft schon in die Klangrichtung. Es freut sich, wenn sich Schritte nähern, und unterscheidet mit der Zeit vertraute von unbekannten Personen.

Das Kind stützt sich im zweiten Vierteljahr in Bauchlage sicher auf seinen Unterarmen ab.

Jedes Kind entwickelt sich von allein so, wie es für seine Entwicklung richtig ist. Es wird sich beispielsweise erst dann hinsetzen (frühestens mit acht Monaten), wenn sein Rückgrat die erforderliche Reife besitzt und es die hierzu notwendigen Bewegungen koordinieren kann. Auf keinen Fall sollten Sie Ihr Baby hinsetzen, auch nicht durch Kissen abgestützt. Es ist für seine Wirbelsäule schädlich. Vielleicht sind viele Rückenleiden bei Erwachsenen durch frühes Hinsetzen im ersten Lebensjahr mitbedingt.

In manchen Entwicklungskalendern sind zu frühe Zeitpunkte angegeben, wann ein Kind einen bestimmten Stand erreicht haben soll. Wenn Ihr Baby nicht so weit entwickelt ist und Sie beunruhigt sind, sprechen Sie mit Ihrem Kinderarzt darüber. Kinder entwickeln sich unterschiedlich. So kann beispielsweise ein Kind ein Spielzeug in Rückenlage gut greifen, dem Entwicklungskalender also einen Schritt voraus sein, und gleichzeitig den Kopf noch nicht gut in Bauchlage halten.

> Es ist wichtig, dass sich ein Baby stetig weiterentwickelt und nicht in seiner Entwicklung stehen bleibt. Wie schnell oder langsam dies geschieht, hängt vom einzelnen Kind ab. Wir wollen nur die Bewegungen unterstützen, die dem individuellen Entwicklungsstand eines Kindes entsprechen. Jedes Kind ist aktiv, neue Entwicklungsstufen zu erreichen. Deshalb sollten die Anregungen immer die im Moment vorhandenen Fähigkeiten gezielt unterstützen.

Das Kind entwickelt Vorlieben für bestimmte Dinge, mit denen es gern spielt. Achten Sie darauf, worüber Ihr Baby sich besonders freut. Ihr Baby sollte – auch Ihr Sohn! – eine weiche Puppe zum Schmusen besitzen, die es beim Schlafengehen begleitet und, wenn nötig, Trost spendet.

Spielzeug in Bauchlage verfolgen und ergreifen

Wenn Ihr Baby auf dem Bauch liegt, wird es die Dinge, die sich in seiner Reichweite befinden, berühren, dann nach ihnen greifen und mit ihnen hantieren, indem es sie hin- und herbewegt und drückt. Das Kind «begreift» auf diese Art seine Umwelt.

Wie im ersten Vierteljahr zeigen Sie Ihrem Baby ein Spielzeug. Ihr Kind wird es jetzt nicht nur mit den Augen verfolgen, sondern auch seinen Kopf in Richtung des Spielzeugs drehen. Ändern Sie Tempo und Ausmaß beim Bewegen des Gegenstands. Halten Sie das Spielzeug hoch, damit das Kind den Kopf mehr anhebt.

Wir reichen dem auf dem Bauch liegenden Kind das Spielzeug. Es verlagert sein Gewicht auf den Bauch und einen Unterarm und greift mit der anderen Hand nach dem Spielzeug. Es kann seinen Körper in dieser Stellung einige Sekunden balancieren. Wie das Kind auf dem Foto wird es den Gegenstand betasten und mit dem Mund befühlen.

Wie lange sich das Kind mit dem Spielzeug beschäftigt, bestimmt es ebenfalls selbst. Seien Sie nur behilflich, wenn das Spielzeug weggerollt ist und das Kind danach verlangt.

Am Ende des ersten Halbjahres wird das Baby sich vielleicht schon auf den Händen abstützen. Die Arme sind gestreckt. Der Kopf ist hoch über die Unterlage hinaus erhoben. Auch wird es sich auf einer Hand abstützen und mit der anderen hoch nach einem Spielzeug greifen. Meistens

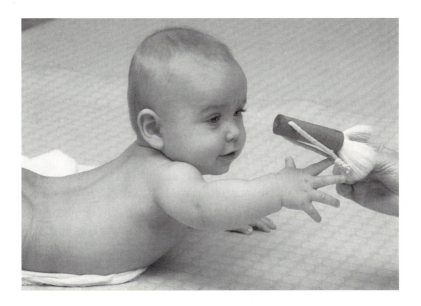

macht es dies einige Zeit nur mit einer Seite. Versuchen Sie aber immer wieder, das Spielzeug von beiden Seiten zu reichen.

«Alexandra nimmt ihren Kopf in Bauchlage jetzt sehr hoch. Der Rücken ist total durchgedrückt. Bekommt sie dadurch ein Hohlkreuz, wenn sie das oft macht? Soll ich sie lieber nur auf den Rücken legen?» (Regina, 29, Krankenschwester)

Es ist normal, was Alexandra macht. Kinder in dieser Entwicklungsphase bewegen ihr Rückgrat intensiv, um die Muskulatur zu entwickeln, die Bewegungsmöglichkeiten zu erproben und die Dinge aus verschiedenen Perspektiven zu betrachten. Auch «schwimmt» das Baby im zweiten Vierteljahr oft in Bauchlage. Das heißt, es nimmt Arme und Beine hoch und streckt sie, sodass nur noch der Bauch aufliegt.

Wenn das Baby auf dem Rücken liegt, macht es genau das Gegenteil wie in der Bauchlage. Es nimmt seine Beine hoch, greift erst an seine Oberschenkel, dann an seine Knie, später an die Zehen, und im zweiten Halbjahr nimmt es manchmal seine Füße in den Mund. Bei all diesen Handlungen macht es einen runden Rücken.

Spielzeug vor das Kind legen

Im zweiten Vierteljahr wird das Baby länger und ausdauernder auf dem Bauch liegen und dabei umherschauen und spielen. Wenn wir ein Spielzeug vor das Kind legen, streckt und reckt es sich so lange, bis es das Spielzeug erreicht hat. Wir können auch zwei Spielzeuge vor das Kind legen, zwischen denen es auswählt. Mehr als zwei Dinge überfordern Kinder in diesem Alter.

Auf der Decke überblickt das Baby in der Bauchlage das gesamte Zimmer und verfolgt die Mutter bei ihrem Tun. Es interessiert sich für alles, was in seiner Umgebung passiert. Erzählen Sie ihm, was Sie tun. Das Kind hört Ihnen gern zu und wird vielleicht «antworten». Nachdem es Sie einige Male beobachtet hat, wird es die Geräusche zuordnen.

Zeiten, in denen das Kind sich mit sich selber oder mit Spielsachen beschäftigt, sind für seine Entwicklung, besonders auch für die Selbständigkeit, sehr wichtig.

Kind auf dem Schoß hopsen lassen

Seine Freude an den Bewegungen der Beine und Füße kann das Kind umsetzen, wenn es sich gegen eine Fläche stemmt.

Wir fassen das Baby im Schalengriff unter den Armen und halten es senkrecht über unseren Schoß. Wir lassen es mit seinen gebeugten Beinen unseren Schoß leicht berühren. Das Gewicht wird vom Erwachsenen gehalten. Das Baby stemmt sich rhythmisch mit den Beinen gegen den Schoß und zieht sie wieder an. Wir unterstützen das Kind, indem wir es in dem Moment, wenn es sich mit den Füßen abdrückt, ein wenig heben. Wir helfen ihm dadurch, in eine leicht gestreckte Haltung zu gelangen. Wenn es die Beine entspannt, lassen wir es einige Zentimeter sinken. Das Kind übernimmt eigenständig die Bewegung durch wechselndes Beugen und Strecken der Beine.

Das Gewicht des hüpfenden Kindes wird von unseren Händen gehalten. Wir lassen das Baby auf keinen Fall mit seinem ganzen Gewicht auf den Füßen stehen.

Am Anfang wird das Kind besonders gern auf unserem Schoß hüpfen. Nach einiger Zeit wird es sich genauso gern vom Boden abstoßen.

Wir sprechen mit dem Kind beim «Hopsen», um es zu unterstützen. Es schaut uns aufmerksam an. Durch das Hochheben probiert das Baby seinen Gleichgewichtssinn aus, kräftigt seine Bauch- und Beinmuskeln, übt seine Kopfkontrolle und freut sich über unsere Zuwendung.

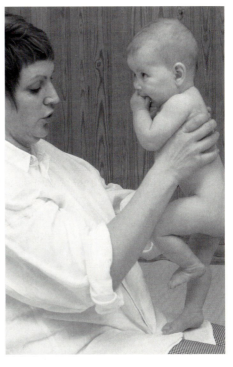

«Meine Tochter ist mir zu schwer dazu. Ich habe in einem Katalog ein Hüpfgerät gesehen, das man an den Türrahmen anbringen kann. Ist das nicht das Gleiche?», fragte Christa, 31, Verkäuferin, als wir an einem Elternabend über Hüpfgeräte sprachen.

Christa hat teilweise Recht. Mit zunehmendem Alter werden die Kinder schwerer, und viele Mütter müssen sich sehr anstrengen, die beschriebene Anregung mit ihrem Baby durchzuführen. Vielleicht sehen Sie dieses Spiel als eine Gymnastikübung für Ihre Arme und Ihre Brustmuskulatur. Von einem Hüpfgerät ist abzuraten. Meistens berühren nur die Fußspitzen den Boden. Das Kind wird seine Zehen nach unten bewegen, um den Boden zu erreichen und sich abzustoßen. Wenn das Kind es länger als fünf bis zehn Minuten am Tag benutzt, kann das zu einer Fehlentwicklung führen. Und wenn das Baby auf der ganzen Fußsohle in dem Gerät steht, wird sein Hüftgelenk zu früh stark belastet.

Mein wichtigster Einwand gegen Hüpfgeräte: Es fehlt der innige Kontakt zwischen Mutter und Kind. Wenn Sie Ihr Baby nicht mehr halten können, sollten Sie es lieber in die Bauchlage oder auf den Rücken legen. Es hat dort viel mehr Möglichkeiten, sich auszuprobieren und seine Umgebung kennen zu lernen. Der Vater wird abends vielleicht mit dem Baby hopsen, wenn es viel Freude an dieser Bewegung hat.

Wasserball mit Händen greifen

Über der Brust des Kindes halten wir den Wasserball an einer Schnur.

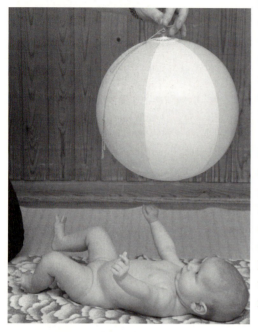

Das Kind wird jetzt nicht nur an den Ball schlagen, sondern ihn vorsichtig mit den Händen berühren und versuchen, nach ihm zu fassen. Es greift am Anfang noch unsicher, wird aber jeden Tag sicherer.

Beobachten Sie die Hände des Babys bei diesem Spiel. Etwa mit drei Monaten hält es die leicht geöffnete Hand gegen den Ball. Mit einem halben Jahr etwa sind die Finger auseinander gespreizt und bilden eine Schale um den Ball. Das Kind hält den Ball fest vors Gesicht und leckt ihn manchmal ab.

 ### Gegen den Ball treten

Wenn Sie den Wasserball an seine Fußsohlen halten, winkelt das Baby jetzt selbständig seine Beine hoch, um gegen den Ball zu treten. Sie brauchen nicht mehr die Hand unter seinen Po zu halten.

Zuerst strampelt das Baby bewusst gegen den Ball, berührt ihn dann behutsamer mit den Zehen und betastet ihn mit den Füßen.

Am Ende des ersten Lebenshalbjahres überreicht das Kind den Ball von den Füßen an die Hände und umgekehrt.

Nur wenn Ihr Kind eine gute stabile Lage hat, kann es sinnvolle Bewegungen machen. Der «Haltungshintergrund» beinhaltet die Fähigkeit und die ständige Bereitschaft der Muskulatur, Haltung und Bewegung fließend ineinander übergehen zu lassen (nach Stemme/Eickstedt 1998). So kann das Kind jetzt auch den Ball mit Füßen und Händen festhalten.

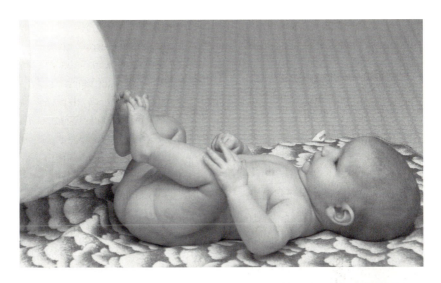

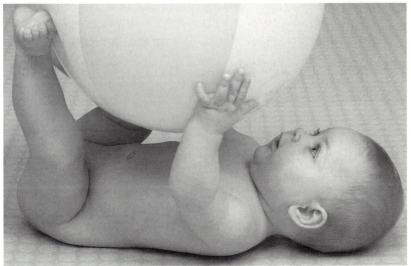

Greifen nach unseren Fingern und Füßen

Wir zeigen dem vor uns auf dem Rücken liegenden Kind unsere Hände und bewegen die Finger vor seinem Gesicht. Das Baby ist fasziniert von den Bewegungen. Es betrachtet und verfolgt unsere Finger mit den Augen. Mit ca. vier Monaten nimmt es seine Hände hoch und fängt an, nach unseren Fingern zu greifen. Bald wird es sie nicht nur ergreifen, sondern auch zum Mund führen. Lassen Sie Ihr Kind an Ihren Fingern nuckeln. Es ist für Ihr Baby interessant zu erfahren, wie Sie «schmecken». Ihre Finger sind weicher und wärmer als die meisten Gegenstände, die es sonst in den Mund nimmt. Erstaunt wird Ihr Kind sein, wenn Sie Ihren Finger in seinem Mund bewegen.

Wenn das Baby auf dem Boden liegt, zeigen wir ihm auch unsere Füße und bewegen dann unsere Zehen. Das Kind wird nach ihnen greifen und auch mit ihnen spielen. Mit Strümpfen sehen Füße anders aus als ohne. Die einzelnen Zehen sind zu sehen und bewegen sich unterschiedlich.

Drehen über die Seiten- in die Bauchlage

Im zweiten Vierteljahr fängt das Baby an, sich zur Seite zu drehen, und bis Ende des achten Monats kann es sich vollständig in die Bauchlage drehen. Mit leichter Unterstützung können wir dem Baby helfen, sich erst auf die Seite und später weiter auf den Bauch zu drehen.

Wir legen, wie vorher beschrieben, unseren Zeigefinger in eine Hand des Kindes. Wenn es den Finger festhält, legen wir den Daumen oder den Mittelfinger auf die Handoberfläche. Wir bewegen unsere Hand über den Körper zur anderen Seite, sodass das Kind sich selbst in die Seitenlage zieht. Wenn es die Mittelstellung des Körpers aufgibt, erfolgt eine aktive

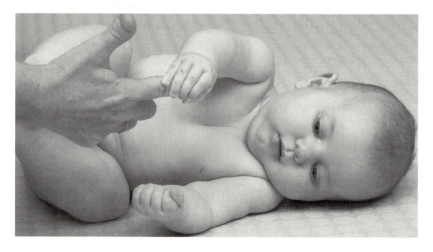

selbständige Bewegung mit seinen Beinen, als wollte es sich umdrehen – wenn nicht, ist die Anregung im Moment nicht geeignet. Mit zunehmendem Alter dreht sich das Kind selbst bis in die Bauchlage.

Oft liegt dabei am Anfang sein Arm, über den es sich gedreht hat, noch unter dem Körper. Wir lassen dem Kind Zeit, sich in der Bauchlage zurechtzufinden. Wir streicheln den Rücken, das Kind hebt den Kopf höher und schafft es vielleicht allein, seinen Arm unter dem Körper vorzuziehen.

Oft sind wir zu schnell und befreien sofort seinen Arm. Wenn das Baby es nicht schafft, seinen Arm hervorzubringen, und unzufrieden wird, helfen wir ihm natürlich.

Sie können dieses Spiel in Ihren Tagesrhythmus einbauen. Wenn Sie das Baby anziehen, reichen Sie ihm einfach einen Finger, sodass es sich selbst in die Bauchlage zieht. Nun können Sie z. B. die Knöpfe im Nacken oder Rücken schließen.

Später können Sie anstelle des Zeigefingers dem Kind einen Greifring reichen und die gleiche Bewegung ausführen. Ein Greifring ist ein interessantes Spielzeug von Geburt an. Zunächst hält es ihn mit einer Hand fest, später mit beiden Händen, und danach führt es ihn in den Mund und kaut vielleicht darauf, um sich das Zahnen zu erleichtern. Es folgen noch weitere Spiele, bei denen der Greifring benutzt werden kann.

Drehen in die Rückenlage

Wenn das Baby sich vom Bauch auf den Rücken drehen will, es aber noch nicht schafft, können wir ihm auch behilflich sein. Wir legen den Arm, über dessen Seite das Baby sich drehen will, oben über den Kopf, fassen es mit einer Hand an der Hüfte und drehen es langsam in die Rückenlage. Wir können den Arm des Babys auch nach unten an den Körper legen. Wichtig ist, dass der Kopf des Kindes fast auf der Unterlage liegt, damit es ihn beim Drehen gut mitnehmen kann.

Gegenstände begreifen

Im vierten Monat beginnt das Baby in Rückenlage nach Gegenständen zu greifen, die wir ihm hinhalten. Im fünften Monat erfasst es die Gegenstände schon viel sicherer und spielt mit ihnen. Es greift mit beiden Händen zur Mitte.

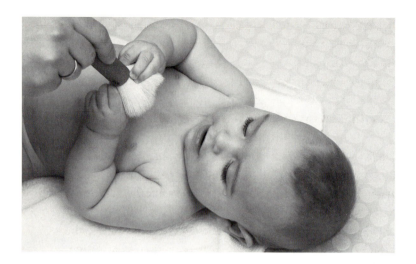

Im sechsten Monat wird das Spiel differenzierter. Das Kind auf dem Foto ergreift den Pinsel mit beiden Händen und schaut ihn intensiv an.

Wenn wir unserem Baby Spielsachen reichen, übt es dadurch nicht nur seine Handgeschicklichkeit. Es macht dabei auch Erfahrungen in anderen Bereichen und entfaltet viele psychische und physische Funktionen. Manuelle Fertigkeiten sind ein Ausdruck von guter neuromuskulärer Koordination und fördern die Sprachentwicklung.

Mit allen Sinnen be-greifen

Durch die Angebote für die feinere Handbewegung entwickelt das Baby auch seine Wahrnehmungsfähigkeiten. Es begreift mit allen seinen Sinnen einen Gegenstand, wenn es ihn bewegt. Es fragt sich:
- *Wie sieht er aus?*
- *Wie ist er zu halten?*
- *Wie fühlt er sich an?*
- *Gibt er Geräusche von sich? Welche? Wann?*
- *Hat er einen speziellen Geruch?*
- *Wie schmeckt er?*

Nehmen Sie einmal einen Ball und eine Scheibe in die Hand. Der Ball erscheint immer als Kreis, während die Scheibe als Elypse oder als Strich zu sehen ist. Das Kind lernt also nicht nur durch Sehen, sondern auch durch Tasten und Erfahrung. Die Scheibe ist von einer anderen Seite ganz schmal anzufassen. Diese und andere Unterschiede zwischen Dingen lernt das Kind durch Begreifen.

In diesem Alter fängt das Baby an, alles, was in seine Reichweite gerät, in den Mund zu nehmen, um es mit den Lippen, der Zunge und dem Gaumen zu begreifen. Es stellt fest, dass Dinge sich unterschiedlich anfühlen und schmecken.

Probieren Sie das selbst einmal aus, und nehmen Sie unterschiedliche Dinge in den Mund. Holzspielzeug schmeckt anders als Plastikfiguren, Stoff oder Metall. Dieses Erfühlen von Gegenständen mit dem Mund ist für das Kind mindestens das ganze erste Jahr von großer Bedeutung. Wenn die Eltern dieses Bedürfnis nicht akzeptieren und versuchen, das Nuckeln oder Lutschen an Fingern und Gegenständen zu unterbinden, hat dies in der weiteren Entwicklung oft den gegenteiligen Effekt. Das Kind braucht dann noch lange seinen Mund, um Dinge zu befühlen.

Bereits jetzt benutzen viele Kinder die rechte Hand gezielter als die linke. Mit ca. fünf Monaten wird das beidseitige Greifen durch einhändiges abgelöst. Mit dem Greifen mal links, mal rechts fängt auch meist das Silbenplappern an (Lautspiele, s. S. 126).

Das Kind wechselt Ende des ersten Halbjahres das Spielzeug von einer Hand in die andere. Wir können ihm jetzt Spielzeuge, wie z. B. Greifringe, für jede Hand reichen. Am Anfang wird es einen wieder loslassen, um den anderen zu ergreifen. Es bedeutet eine enorme geistige Leistung, sich auf beide Hände gleichzeitig zu konzentrieren.

Sich aus der Rückenlage hochziehen

Wir bieten jeder Hand des Kindes unsere Zeigefinger. Das Spiel ist für das Baby nur geeignet, wenn es wirklich im Stande ist, sich an unseren Zeigefingern festzuhalten. Wir motivieren das Kind, indem wir es ansehen und mit Worten ermuntern, unsere Finger festzuhalten und uns anzugucken.

Um ein Abrutschen zu verhindern oder wenn wir spüren, dass der Händedruck des Kindes nachlässt, legen wir den Daumen auf den Handrücken des Kindes und vermeiden dadurch ein Fallen nach hinten. Wenn das Kind seinen Kopf anhebt, zieht es sich sanft weiter nach oben. Unsere Finger bieten ihm nur eine Hilfestellung. Wir ziehen es ein wenig über eine Seite hoch und legen es wieder über die Seite ab.

Das Spiel ist nicht geeignet, wenn das Kind den Kopf auf der Unterlage liegen lässt oder seine Hände die angebotenen Zeigefinger nicht festhalten. Sie entwickeln selbst ein Gespür dafür, wie viel Hilfestellung und Sicherheit Ihr Kind benötigt und wie viel Bewegung es schon eigenständig bewältigen kann.

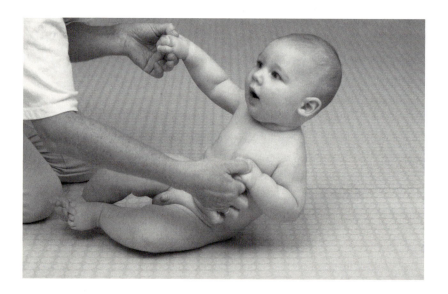

> Altersangaben für Entwicklungsschritte dienen nur zur Orientierung.
>
> Wichtig für die Entwicklung des Babys ist nicht das Alter, in dem es etwas macht, sondern dass es eine Stufe nach der anderen erreicht.

→ Anfang des vierten Monats hält das Kind sich fest und beugt dabei leicht Arme und Beine. Wir lassen es sich nur ein wenig von der Unterlage hochziehen.

→ Ende des vierten Monats sind die Arme stärker gebeugt. Wir lassen das Baby sich bis zu einem Winkel von 45° hochziehen.

→ Im fünften Monat zieht das Kind den Kopf mit dem Kinn an die Brust. Es wird sich schon bis zu 60° hochziehen.

→ Im sechsten Monat beugt es die Arme ganz und zieht sich bis zur Sitzhaltung nach oben.

→ Das Kind wird immer mehr allein machen, bis es die Bewegung schließlich selbständig ausführt, wenn wir ihm die Zeigefinger hinhalten.

Hat sich das Kind kontinuierlich hochgezogen, lassen wir es jedoch nicht sitzen, sondern legen es langsam über die Seitenlage wieder ab. Manches Kind hat dieses Spiel besonders gern und fängt jetzt an, sich zu wehren. Sprechen Sie es beim Zurücklegen freundlich an, oder geben Sie ihm ein Küsschen auf den Bauch.

Wir können sowohl beim Hochziehen als auch beim Zurücklegen des Babys einmal mehr rechts und einmal links unsere Hand bewegen, sodass sich das Kind über beide Seiten bewegt.

Ziel dieses Spiels ist, dass das Kind den langen Weg des sich selbst Hochziehens und wieder Zurücklegens begreift und mitspielt.

> **Erst wenn ein Kind sich ohne Hilfe allein hinsetzen kann, darf es sitzen.**

Sie haben vielleicht den Eindruck, dass Ihr Baby gern in der Sitzhaltung verweilt. Lassen Sie es bitte trotzdem nicht sitzen. Erst wenn es sich selbst hinsetzt (meist aus der Krabbelstellung) und wieder zurückkann, ist die Zeit fürs Sitzen reif (s. S. 147).

Spielen in aufrechter Haltung

Etwa ab dem fünften Monat kann das Kind neue Erfahrungen beim Spielen mit Gegenständen machen, wenn es auf Ihrem Schoß am Tisch «sitzt» und die Gegenstände vor ihm auf dem Tisch liegen. Halten Sie es mit beiden Händen an seinem Rumpf fest, oder lehnen Sie es sanft mit seinem Rücken an Ihren Körper und halten es mit einer Hand an sich gedrückt.

Lassen Sie es einige Minuten in dieser Haltung spielen. Das Spiel am Tisch hat einen anderen Charakter als das Spiel in der Bauch- und Rückenlage. Stehende Gegenstände verhalten sich anders als hängende. In der Rückenlage verliert man das Spielzeug aus den Augen, wenn man es loslässt. In der Bauchlage muss das Baby gleichzeitig sein Gleichgewicht halten, wenn es mit Spielzeug, das es ergreift, spielen will. Das ist sehr anstrengend.

Neben den feinen Greif- und Manipulationsbewegungen wird in der «sitzenden» Körperhaltung auch die Kraft der Hände ausprobiert. Wir legen kleinere und größere, leichte und schwere, gut und weniger gut fassbare Gegenstände vor das Kind und lassen es mit ihnen spielen.

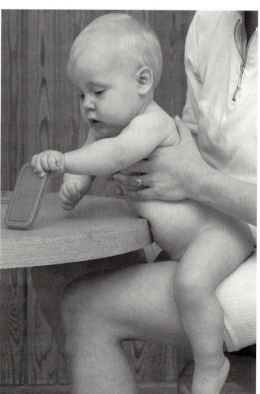

«Ich nehme unsere Pauline oft auf den Schoß, wenn wir beim Essen sitzen. Zuerst lasse ich sie mit einem Löffel spielen, später gebe ich ihr meistens andere Gegenstände. Am liebsten hat sie es aber, wenn sie sich Brotstücke von meinem Teller nehmen und alleine essen darf» (Gundel, 31, Sozialarbeiterin).

Pauline wird bereits früh mit in das Familienleben einbezogen. Sie sieht, was die Erwachsenen z. B. mit dem Brot machen, und ahmt es nach. Das Lernen durch «Nachmachen» fördert ihre Entwicklung.

Im zweiten Vierteljahr interessieren sich die Kinder in unseren Gruppen auch immer intensiver füreinander. Sie schauen sich an, wollen sich berühren und anfassen (s. Foto S. 206).

Kind über Oberschenkel legen

Im zweiten Vierteljahr werden die Arme kräftiger, und das Kind kann sich in der Bauchlage immer fester und höher abstützen. Im gemeinsamen Spiel können wir das noch unterstützen.

Wir setzen uns mit ausgestreckten Beinen auf den Boden. Wenn unser Baby nackt ist, legen wir eine Liegelindunterlage oder ein Handtuch auf unsere Oberschenkel. Nun nehmen wir das Baby und legen es mit seinem Körper quer über unsere Oberschenkel. Das Baby stützt sich mit seinen Armen am Fußboden ab. Ist es besonders klein oder hat kurze Arme oder sind unsere Oberschenkel aus anderen Gründen zu hoch, legen wir es über unsere Unterschenkel.

Wir halten immer eine Hand auf dem Po des Kindes und spüren sofort, wenn es sich nicht mehr abstützen mag, und nehmen es zurück. Es soll sich auf keinen Fall überfordern und mit seinen Armen einknicken.

Wenn das Kind sich sicher abstützt, können wir ihm ein Spielzeug

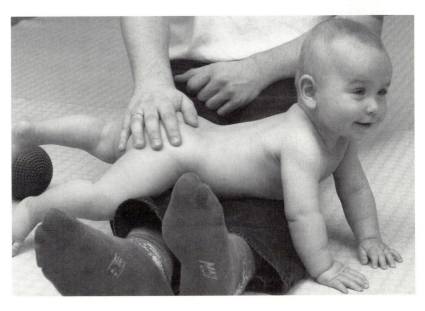

hinhalten. Es wird sich nur noch mit einer Hand aufstützen und mit der anderen nach dem Spielzeug greifen.

Wir legen das Kind auch bei diesem Spiel einmal zur rechten und einmal zur linken Seite über unsere Oberschenkel.

Je älter das Kind ist, umso stärker stützt es sich ab, und wir können es langsam weiter über unsere Oberschenkel hinausschieben. Dabei stützt sich das Kind immer freier und fester auf und trägt einen Teil seines Körpergewichts mit den Händen.

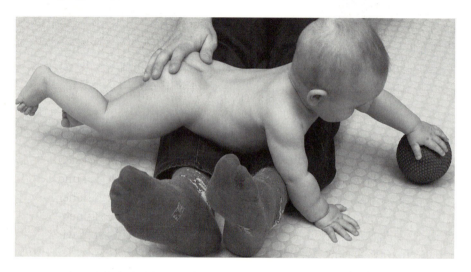

Aus der Rücken- in die Bauchlage drehen

Das Kind liegt auf dem Rücken; wir zeigen ihm ein Spielzeug und legen es so langsam neben das Baby, dass es verfolgen kann, wo das Spielzeug sich jetzt befindet. Das Kind dreht sich zur Seite. In der Seitlage wird das unten liegende Bein gestreckt und das obere gebeugt. Wir umfassen mit einer Hand den gebeugten Oberschenkel des Kindes, unser Daumen befindet sich dabei im Kniegelenk des Babys. Das Bein schieben wir über das andere Bein des Babys. Das Baby dreht sich durch unsere einleitende Bewegung mit zunehmendem Alter in die Bauchlage.

Wenn das Kind Arm und Schulter auf der Unterlage liegen lässt, ist dieses Spiel im Moment nicht geeignet. Vielleicht ist es nicht motiviert, zu müde oder noch nicht reif für dieses Spiel.

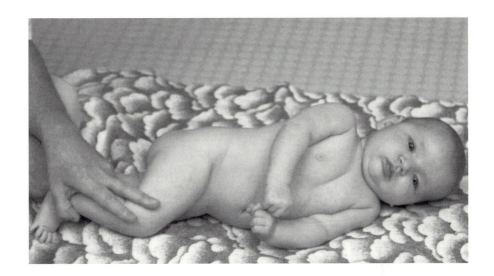

Am Anfang helfen wir unserem Baby noch, seinen Arm unter dem Oberkörper hervorzuholen, indem wir ein wenig abwarten, bis es sich auf die Bauchlage eingestellt hat, streicheln seinen nackten Rücken und drücken den Po leicht nach unten. Das Baby hebt den Kopf immer höher und schafft es eventuell allein, seinen Arm unter dem Körper vorzunehmen. Wenn der Arm zu tief liegt und das Baby es nicht schafft, legen wir seinen Arm vor den Körper.

Ist eine vertraute Person in der Nähe, führt das Baby die Bewegung noch aktiver und freudiger aus. Das Ausmaß der aktiv ausgeführten Bewegung wird immer größer, bis das Kind die Drehung allein bewältigt. (Zurückdrehen s. S. 117)

Diese Anregung können Sie auch beim Wechseln der Windeln einsetzen, indem Sie Ihr Baby in spielerischer Form dazu bewegen, selbst beim Drehen mitzuhelfen, anstatt es selbst vom Rücken auf den Bauch zu legen.

> *Entdeckungsreise: So fühlt es sich an*
> Das Baby freut sich besonders, wenn es beim Spielen nackt sein kann. Es bekommt dabei mehr Gefühl für seine Haut, seinen Körper und die einzelnen Körperteile. Was kann es entdecken?

- Wie fühlt sich meine Mutter an?
- Wie fühle ich mich, wenn ich mich bewege?
- Wie fühlt sich mein Körper in Bauch- oder Rückenlage an?
- Wie fühlt es sich an, wenn ich mich selbst berühre, streichele, kneife, an den Haaren ziehe?
- Wie fühlen sich meine Gelenke an, wenn ich sie bewege, und wie, wenn sie in Ruhestellung sind?
- Wie fühlen sich meine Hände im Mund an?
- Wie fühlen sie sich an, wenn sie danach nass sind?
- Wie warm ist mein Körper?
- Fühle ich mich in dieser Außentemperatur wohl?
- Muss ich mich mehr bewegen, um warm zu werden?
- Ist es nun so warm, dass Bewegung keinen Spaß mehr macht?

Wenn wir das Baby streicheln, wird es seinen Körper intensiver spüren.

Sich mit dem Baby unterhalten

Die Gurrlaute des ersten Vierteljahrs gehen jetzt über in Lallen, das Baby wiederholt Wortsilben und gibt andere Laute von sich. Wenn Sie langsam mit ihm sprechen und die Worte unterschiedlich betonen, nimmt das Kind sie eher auf als monoton gesprochene Worte.

Ahmen Sie das Kind beim Brabbeln nach, und wiederholen Sie seine Laute. Das Baby lauscht auf dieses Nachahmen intensiv, reagiert verstärkt und lacht oft laut vor Freude. Sie sind sein Modell für den spielerischen Umgang mit Sprache. Das Baby wird Ihre Laute wiederholen, und so halten Sie intensive Zwiesprache miteinander.

Das Baby nutzt seine Stimme als Spielzeug. Es wird ganz eigene Formen im Umgang mit Sprache entwickeln und so allmählich sein Sprachvermögen, aber auch sein Sprachverständnis steigern. Es quietscht, brummt, kreischt, flüstert, gibt lang gezogene oder kurze Laute von sich, z. B. prustet es beim Ausatmen durch den geschlossenen Mund und freut sich an der Vibration der Lippen. Auch probiert es Töne mit hoher oder tiefer Stimme mit unterschiedlicher Intensität und Klangfarbe.

Rumpfkreisen

Wir fassen das Kind unter den Armen, sodass unsere Hände wieder einen breiten Gürtel um den Oberkörper bilden. Wir heben das Baby hoch, sprechen mit ihm und schauen es an. Wir neigen das Kind zuerst, wie für das erste Vierteljahr beschrieben (s. S. 106 f.), nach rechts und nach links, zuerst wenig, später bis zu einem Winkel von 90°. Das Kind gleicht die Lageveränderung mit dem Oberkörper und den Beinen aus. Die Rückenmuskulatur wird gestärkt.

Wenn das Kind diese Lageveränderung gut mitmacht und wir selbst ein sicheres Gefühl dabei haben, neigen wir das Baby nach vorn, bis der Körper waagerecht ist, mit dem Rücken nach oben. Wir neigen es vorsichtig zurück. Der Kopf darf beim Rückwärtsneigen nicht nach hinten fallen. Das Kind muss den Kopf selbständig halten können. Wir neigen es nur so weit, dass es den Kopf in der Verlängerung des Rumpfes hält.

Wenn das Kind das Spiel freudig und sicher mitmacht, neigen wir es im Kreis. Zuerst sanft nach vorn – der Kopf des Kindes ist uns zugewandt. Wir drehen es weiter im Uhrzeigersinn nach links, dann nach rückwärts. Hierbei sind die Füße vor unserem Gesicht. Wir neigen es weiter in die Seitenlage nach rechts und wieder nach vorn.

Dieses Spiel machen wir auch in die andere Richtung. Das ist für beide anstrengend. Wir beginnen mit dem Spiel im fünften Monat und neigen das Baby zuerst nur im Winkel von 45°. Mit zunehmender Freude des Kindes verändern wir den Winkel langsam auf 60°.

Im zweiten Halbjahr können wir das Kind 60° – 90° in alle Richtungen neigen.

Wir wählen das Tempo bei diesem Spiel immer so, dass das Kind seinen Kopf, seinen Körper, seine Arme und seine Beine aktiv balancieren kann. Die meisten Kinder haben Freude an diesen Lageveränderungen und reagieren mit Lachen und fröhlichen Lauten. Gönnen Sie sich beide danach eine Pause, um das Erlebte zu verarbeiten und Kraft und Konzentration für weitere Spiele zu sammeln.

Die Spiele des ersten Vierteljahres können wir auch im zweiten Vierteljahr mit unserem Baby leicht abgewandelt fortführen.

Lehnen am Oberkörper

Das Baby wird immer noch Freude daran haben, auf unserem Unterarm in aufrechter Haltung mit dem Gesicht nach vorn zu «sitzen». Auch jetzt halten wir es noch fest an unseren Körper gelehnt, damit seine Wirbelsäule nicht belastet wird. Wir gehen mit dem Kind vor uns im Zimmer oder im Garten spazieren und beobachten gemeinsam interessante Dinge, die wir benennen und erklären, die es mit seinen Händen berühren oder ergreifen kann. So lernt das Kind seine Umgebung kennen und bekommt ein gutes Gefühl, Entfernungen abzuschätzen und sich darauf einzustellen.

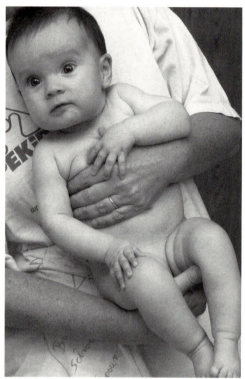

Wir beugen uns mit dem Kind nach vorne, zur Seite und nach rückwärts. Das Kind wird sich mit eigenen Bewegungen seines Körpers und Kopfes unseren Bewegungen anpassen und gleichzeitig versuchen, die interessanten Dinge, die Sie ihm zeigen, in seinem Blickfeld zu behalten.

«Mein Sohn Christopher hört genauso gern Musik wie ich. Auch bin ich eine begeisterte Tänzerin. Wir bewegen uns oft zusammen im Rhythmus der Musik in dieser Haltung.» (Evi, 33, Sekretärin)

Auch die anderen Trageanregungen aus dem ersten Vierteljahr eignen sich zum gemeinsamen Bewegen (s. S. 60 ff.).

Sich vom Wasserball bewusst abstoßen

Wir legen das Kind auf den Wasserball, und lassen es sich abstoßen, wie es schon auf S. 98 beschrieben wurde.

Im zweiten Vierteljahr wird sich das Baby bewusst kräftig abstoßen, um dadurch in Bewegung zu kommen. Der Ball sollte jetzt einen Durchmesser von ca. 40 cm haben.

Halten Sie Ihr Baby gut am Oberkörper fest. Wenn Sie es nur mit einer Hand am Po halten, kann es leicht vom Wasserball abrutschen, sich erschrecken und wehtun.

Das Baby ist intensiv mit seinen Bewegungen beschäftigt. Wenn es fast ein halbes Jahr alt ist, legen wir ein Spielzeug vor den Ball. Das Baby stößt sich gezielt ab, um mit seinen Händen das Spielzeug zu erreichen. Das Kind hält den Kopf jetzt höher, und seine Hände sind geöffnet.

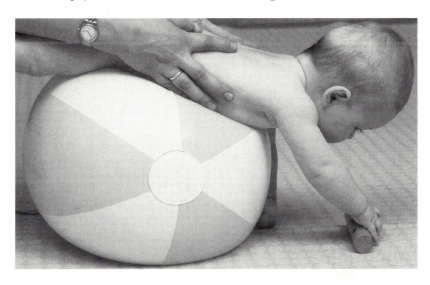

Wenn Sie Ihr Baby beim Spielen beobachten, erfahren Sie eine Menge über sein Wesen. Sie sehen auch seine Besonderheiten, können sich darauf einstellen und lernen, Ihr Baby so zu akzeptieren, wie es ist.

Schnur mit Spielsachen über das Kind spannen

Wenn wir über das Kind im zweiten Vierteljahr eine Schnur hängen, wird es anfangen, die aufgefädelten Kugeln, Würfel, Ringe, Rasseln, Schlüssel oder Tastsäckchen zu ergreifen.

Hängen Sie immer nur ein bis zwei verschiedene Gegenstände an die Schnur, damit es sich intensiv auf einzelne Dinge konzentrieren kann. Es sieht verschiedene Farben und spürt verschiedene Formen und Oberflächen.

Suchen Sie sich standfeste Gegenstände, zwischen die Sie das Band spannen. Vorsicht ist geboten, wenn Sie die Schnur zwischen zwei Stühle spannen. Das Kind wird versuchen, die Spielsachen nach unten zu ziehen, und dabei können die Stühle umfallen und das Kind verletzen.

Lassen Sie Ihr Kind ungestört mit den Gegenständen spielen. In diesem Alter wird es wichtiger, dass es sich zu bestimmten Zeiten, in denen es in einem aktiven oder ruhigen Wachzustand ist, allein beschäftigt. Sie haben vielleicht auch schon bemerkt, dass es jetzt seltener beim Aufwachen schreit. Es babbelt vor sich hin und spielt zufrieden mit seinen Händen.

Spielen mit dem eigenen Körper

Es kann nicht oft genug wiederholt werden: Ein nacktes Baby bewegt sich mehr und ist zufriedener als ein angezogenes. Im zweiten Vierteljahr nimmt es verstärkt die Hände vor seinen Körper und vor sein Gesicht und spielt mit ihnen.

Seine Beine nimmt es in der Rückenlage immer höher. Zuerst fasst es

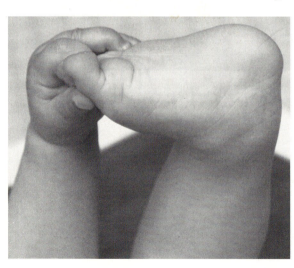

sich an die Oberschenkel, dann an die Knie, und am Ende des ersten Halbjahres schafft es vielleicht schon, die Füße mit den Händen zu fassen und mit ihnen zu spielen.

Aufmerksam auf seine Füße wird das Kind z. B., wenn wir ein Haarband um einen Fuß binden.

Aber auch durch farbige Socken wird unser Baby seine Füße fassen wollen.

Das Kind beschäftigt sich gern allein mit sich selbst und mit seinen Spielsachen. Lassen Sie ihm Zeit zum Ausprobieren und Anfassen seines Körpers. Es erzählt sich dabei häufig selbst etwas. Es liegt gern auf dem Boden, weil es hier viel Platz hat, um gerade Gelerntes immer wieder auszuprobieren und zu üben, wie z. B., sich auf die Seite zu drehen. Je mehr freien Raum das Baby zur Verfügung hat, desto mehr bewegt es sich.

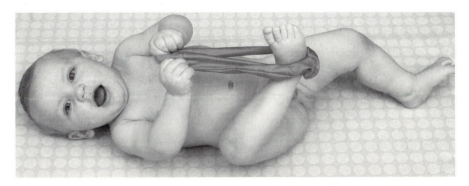

Genauso wichtig wie unsere Beschäftigung mit dem Baby ist die Zeit, die wir ihm lassen, um mit sich selbst zu spielen, seinen Körper zu entdecken, mit seiner Stimme zu experimentieren und seine sensomotorischen Fähigkeiten im selbständigen Umgang mit seinem Spielzeug auszuprobieren.

Tragetuch

Das Kind will in diesem Alter gern im Tuch getragen werden. Es passt sich unseren Bewegungen gut an. Es spürt Vertrauen durch unsere Nähe und sieht viel.

Wir können einzelne Hausarbeiten verrichten, wie z. B. Staubsaugen, Staubwischen und Abwaschen, wenn wir das Kind bei uns tragen. Das Baby schaut interessiert zu und sammelt Eindrücke, wofür welche Gegenstände benutzt werden.

Draußen beobachtet das Kind bewegliche Dinge wie Autos, Hunde oder Bäume, die sich im Wind wiegen.

« Ich habe Thomas immer im Tuch mit zum Kindergarten genommen, um meine Tochter abzuholen. Anke und ich konnten uns an der Hand halten, und Thomas beobachtete alle Schul- und Kindergartenkinder, die an uns vorbeikamen. Für mich war es auch leichter, als einen Kinderwagen mit einer Hand zu schieben und gleichzeitig das Kindergartenkind an der Hand zu halten» (Liesel, 30 J., Sozialarbeiterin).

> **Es scheint manchmal so, als ob die Entwicklung nicht weiter geht. In solchen Zeiten des «Stillstandes» finden wichtige Verarbeitungsprozesse statt, in denen Erfahrungen verarbeitet und angeeignet werden.**

Anregungen für das dritte Vierteljahr

Genauso wichtig wie das Erkennen und Eingehen auf die Bedürfnisse des Kindes ist, dass Mütter ihre eigenen Erwartungen und Bedürfnisse wahrnehmen, akzeptieren und zu befriedigen suchen. Sowohl für die eigene als auch für die gemeinsame Entwicklung von Mutter und Kind ist es förderlich, wenn es gelingt, einen großen Teil der Bedürfnisse beider miteinander in Einklang zu bringen und darüber hinaus einander zuzugestehen, dass jeder weitere Partner braucht (z. B. den Vater und Ehemann), um die eigenen Bedürfnissen zu befriedigen.

Im zweiten Halbjahr wird unser Baby immer bewegungsfreudiger, wie Sie es täglich zu Hause beobachten können. Das Kind ist stolz auf seine neuen Fähigkeiten und übt sie immer wieder. Kinder entwickeln großen Ehrgeiz, um Dinge zu lernen und zu vervollkommnen. Dieser Ehrgeiz bleibt noch lange erhalten, wenn wir das Kind seine eigenen Erfahrungen machen lassen, ohne es dabei zu ängstigen und es mehr als notwendig einzuengen oder zu reglementieren. Wir sollten unsere Hilfestellung im Laufe des zweiten Halbjahres immer mehr zurücknehmen. Am besten ist es, das Baby zu beobachten und ihm Hilfe zu geben, wenn es erforderlich ist oder vom Baby gewünscht wird.

> **Lassen Sie Ihrem Kind so viel Selbständigkeit wie möglich, und geben Sie ihm nur so wenig Hilfe wie nötig.**

Einzelne Spiele vom ersten und zweiten Vierteljahr machen den Kindern immer noch Freude. Behalten Sie sie bei, bis Ihr Kind sich nicht mehr dafür interessiert.

Das Selbstbewusstsein des Babys wächst, wenn es sich ausprobieren darf und wir dieses anerkennen. Die zunehmende eigenständige Bewegung wirkt sich positiv auf seine gesamte Entwicklung, den Kreislauf, seine Atmung, Muskulatur, Verdauung und andere Körperfunktionen aus.

Die Entwicklungsunterschiede zwischen den einzelnen Babys werden immer größer. Im ersten Halbjahr verlief die Entwicklung weniger unterschiedlich, aber jetzt machen sich Eigenarten, Temperamente und Bewegungsfreudigkeit stärker bemerkbar.

Renate, 26, Industriekauffrau, erzählte beim letzten Elternabend: «Malte ist jetzt fast sieben Monate alt. Er dreht sich noch nicht. Die anderen in der Gruppe machen das alle schon.»

Es stimmt, dass Malte ein eher ruhiges Kind ist. Wenn ich die beiden beobachte, sind sie oft in inniges Zwiegespräch vertieft. Malte beschäftigt sich zurzeit intensiv mit seiner Stimme und ist vertieft in Spielsachen, die er in der Hand hält. Andere Kinder der Gruppe drehen sich bereits und versuchen sich fortzubewegen. Malte ist in der Großmotorik noch nicht so weit, worüber die Mutter sich keine Sorgen zu machen braucht. Dafür sind seine Feinmotorik und Sprache sehr differenziert.

Gegenstände benennen

Bevor das Kind erste sinnvolle Worte ausspricht (aktive Sprache), lernt es sie zu verstehen (passive Sprache). Das Kind muss erst einen passiven Wortschatz beherrschen, bevor es aktiv anfängt zu sprechen. Auch wir Erwachsenen haben einen größeren passiven Wortschatz. Das sind Worte, die wir verstehen, aber nicht benutzen. Deshalb ist es wichtig, die Dinge zu benennen, die wir unserem Kind zeigen. Mit zunehmendem Alter wird es den Gegenstand wieder erkennen und seinen Blick dorthin

Anregungen für das dritte Vierteljahr

wenden, wenn wir den Namen sagen. Ende des ersten Lebensjahres holt es den Gegenstand, den wir benennen.

Im ersten Halbjahr stand die Entwicklung der Bewegungen des Kopfes, des Rumpfes und der Arme und Beine im Vordergrund. Im zweiten Halbjahr entwickeln sich umfassendere Bewegungsfähigkeiten, an denen der ganze Körper beteiligt ist, wie z. B. beim
- → Umdrehen vom Rücken auf den Bauch und vom Bauch auf den Rücken;
- → Robben, Krabbeln, Sich-Hinsetzen;
- → Sich-Hochziehen, Knien, Stehen, bei den ersten Schritten.

Das Baby entfaltet und vervollkommnet seine Bewegungen vom Kopf bis zu den Füßen und Händen. Auch die Entwicklung der Handbewegungen hat im zweiten Lebenshalbjahr eine besondere Bedeutung. Die Arme und Hände helfen dem Kind einerseits bei der Bewegung im Raum, beim Robben, Krabbeln und Aufstehen, andererseits lernt es mit Händen und Fingern differenzierter zu greifen. Beide Entwicklungsverläufe sind von gleichrangiger Bedeutung.

Für eine gesunde Körperhaltung, die eine unbehinderte Funktion der inneren Organe ermöglicht, ist auch jetzt noch die Bauchlage, die die Rücken-, Bauch- und Nackenmuskulatur stärkt, äußerst wichtig. Oft

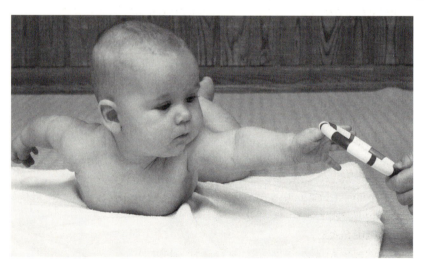

macht es jetzt «Schwimmbewegungen», die sehr anstrengend sind und seine Muskeln besonders stärken. Machen Sie diese Bewegung Ihrem Kind einmal nach.

Das Baby braucht jetzt eine größere freie Fläche im Raum, die es zum Drehen vom Rücken auf den Bauch, Rollen, Robben und Krabbeln verlockt. Auf diesem größeren Platz lernt es, wie sein Körper in die Umwelt passt, wann es anstößt, wie es das vermeiden kann und wie dies vorher zu erkennen ist.

Um sich auszuprobieren, lassen wir das Kind auf einer großen Decke oder auf dem sauberen, warmen Fußboden spielen und legen ihm einzelne Spielsachen hin.

In diesem Alter beobachten wir bei unserem Baby, dass es sich oft auf die Seite dreht, auf der Seite liegen bleibt und in dieser Lage spielt. Zuerst dreht es sich immer nur nach seiner «Schokoladenseite».

Versuchen Sie, ihm auch die andere Seite schmackhaft zu machen, indem Sie ihm dort ein Spielzeug zeigen. In der Seitenlage probiert es jetzt all die Spiele aus, die es bisher auf dem Rücken gemacht hat.

Es spielt in dieser Lage mit Spielzeug, fasst aber auch nach seinen Oberschenkeln oder Knien. Allmählich lernt es sogar, unterschiedliche Dinge mit seinen beiden Füßen zu greifen.

Das Baby bewegt seine Beine oft. Manchmal sieht es aus, als ob es läuft. Es probiert diesen Bewegungsablauf in der seitlichen Lage und bereitet damit sein späteres Laufen vor. Es beginnt, seinen Oberkörper in eine andere Richtung zu drehen als die Hüftpartie.

Für das aktive Drehen von der Rücken- in die Bauchlage ist eine schraubenförmige Bewegung zwischen Schultergürtel und Becken notwendig.

Beim Drehen vom Rücken auf den Bauch
kann das Kind erstmalig seine Körperlage aktiv verändern und so zum späteren Krabbeln und Sitzen gelangen. Für diese Lageveränderung benötigt es die Beherrschung fast aller Körperteile. Beobachten Sie Ihr Baby: Es nimmt
– den Kopf zur Seite,
– eine Schulter vom Boden und zur anderen Seite,

Anregungen für das dritte Vierteljahr

- einen Arm hoch und zur anderen Seite,
- seinen Körper rund nach vorn,
- eine Hüfte zur Seite,
- ein Bein hoch und dreht es zur anderen Seite,
- die Füße hoch und dreht sie bis in die Zehenspitzen.

Außerdem gibt sich das Baby dabei noch Schwung, um sich auf den Bauch zu drehen. Probieren Sie dieses Umdrehen einmal selber aus, und beobachten Sie dabei Ihren Körper. Sie werden feststellen, wie kompliziert ein solcher Bewegungsablauf ist, und können ermessen, wie sich das Kind anstrengen muss. Auch Ihr Baby wird sich freuen, wenn Sie sich ebenfalls auf dem Boden hin- und herbewegen.

Wenn das Baby eine der beschriebenen Bewegungen noch nicht beherrscht, ist die Drehung nicht möglich. Ihr Baby macht z. B. ein Hohlkreuz. Dadurch wird es ihm unmöglich, die Drehung zu vollziehen. Achten Sie dann beim Aufnehmen und Tragen des Kindes besonders darauf, dass es kein Hohlkreuz hat.

«Mein Sohn Felix dreht sich nicht vom Rücken auf den Bauch, sondern vom Bauch auf den Rücken. Aber das gefällt ihm, glaube ich, gar nicht so gut» (Gabi, Arzthelferin, 29).

Es ist richtig, dass viele Kinder sich Ende des ersten oder Anfang des zweiten Halbjahres zuerst vom Bauch auf den Rücken drehen. Dies ist meist keine gewollte Bewegung. Das Baby stützt sich mit gestreckten Armen auf den Händen ab. Es merkt, dass sein Oberkörper in Bewegung gerät, wenn es einen Arm einknickt oder vom Boden hebt. Es versucht, das Gleichgewicht auszubalancieren, was ihm nicht immer gelingt, und dadurch kippt es auf den Rücken. Viele Kinder zeigen nach dem Umkippen ihr eigenes Erschrecken, indem sie die Arme weit ausbreiten (Moro-Reflex).

Es gibt Kinder, die an diesem Umfallen Freude haben und es immer wieder ausprobieren und sich auch nicht mehr erschrecken. Achten Sie darauf, dass neben Ihrem Baby kein harter Gegenstand liegt, auf den es fallen oder an dem es sich stoßen könnte.

Nachfolgend werden einige Spiele beschrieben, mit denen wir unser Baby motivieren können, sich aus der Rücken- in die Bauchlage zu drehen. Dieses Drehen geschieht bewusst und kann vom Kind in fast jeder Phase unterbrochen werden.

Drehen in die Bauchlage

1. Variation: Wenn sich unser Baby allein in die Seitenlage dreht, reichen wir einer Hand des Babys einen Ring und lassen es sich in die Seiten- oder sogar in die Bauchlage ziehen. Wir achten darauf, dass sich unser Baby immer in seine Blickrichtung dreht.

Wenn wir das Spiel in die andere Richtung machen wollen, locken wir das Kind erst durch ein Spielzeug oder unser Gesicht, in diese Richtung zu schauen, bevor wir ihm den Ring reichen und es sich zur Seite zieht.

2. Variation: Wir legen ein interessantes Spielzeug so vor das Baby, dass es dieses erreichen kann, wenn es sich auf den Bauch dreht. Sie können Ihr Kind auch mal so hinlegen, dass es sich erst drehen muss, um Kontakt zu anderen aufnehmen zu können.

Falls unser Baby es noch nicht ganz allein schafft, helfen wir ihm mit unserer Hand durch einen sanften Druck an der Hüfte.

3. Variation: Um dem Baby das Gefühl zu geben, das Drehen selbständig zu schaffen, legen wir es auf eine leicht schräge Ebene. Diese Schräge kann z. B. die Matratze in unserem Bett sein, die am Kopfteil leicht schräg gestellt ist. Oder wir erhöhen den Einlegeboden eines Schrankes um ca. 5 cm, indem wir ein gerolltes Handtuch unterlegen. Auch Schaumstoffpolster, an denen Kinder noch mehrere Jahre Freude haben, wenn sie Turnübungen ausprobieren, eignen sich gut.

Ihr Baby wird an allen diesen Spielen mehr Freude haben, wenn Sie sich selber mit auf den Boden legen.

Baby auf den eigenen Körper legen und sich bewegen

Wir legen das Baby auf unseren Bauch und bewegen uns zur rechten Seite, dann zur linken und halten es dabei gut fest. Es wird sich unseren Bewegungen anpassen. Das Baby kann sowohl in Rücken- als auch in Bauchlage auf unserem Körper liegen. In dieser Lage kann das Kind sich auch gut ausruhen, wenn wir ruhig liegen bleiben.

Bieten Sie immer nur ein Spiel an, aber möglichst nach beiden Seiten, und kombinieren Sie es mit anderen Spielen, die andere Bewegungsfähigkeiten Ihres Babys unterstützen.

> *Vorerfahrungen und neue Zusammenhänge*
> Überlegen Sie:
> – Welches dieser Spiele macht Ihrem Baby besondere Freude?
> – Warum?
> – Welche Seite bevorzugt Ihr Baby?
> – Gibt es dafür Gründe?
> Neue Zusammenhänge können nur eingeordnet werden, wenn sie auf ein Netz sinnvoller Vorerfahrungen fallen.
> Welche Spiele fallen Ihnen selber noch ein?

Ich möchte noch einmal hervorheben, dass die Bewegungsabläufe vom Kind ausgehen und ausgeführt werden und dass es unsere Aufgabe ist, ihm einen Entwicklungsanreiz zu geben und die Bewegung zu unterstützen. Reichen Sie ihm den Greifring, und warten Sie, ob es danach greift und ob es versucht, sich selbst hochzuziehen. Helfen Sie erst, wenn Sie merken, dass Ihr Kind zu dieser Entwicklung bereit ist, und dann auch nur so viel, wie gerade notwendig ist.

Bevor das Kind krabbeln lernt, beobachten wir vielfältige Vorstufen. Wenn sich das Baby in der Bauchlage auf seine ausgestreckten Arme aufstützt, wird es mit der Zeit nur noch mit dem unteren Teil des Bauches die Liegefläche berühren.

Drehen um die eigene Achse

Unser Baby liegt mit dem Bauch auf dem Boden. Mit einem Spielzeug, das wir seitlich vom Kind hinlegen, motivieren wir es, sich mit den Händen mehr zur Seite abzustoßen.

Es stützt sich oft auf den gestreckten Armen ab. Die Hände sind halb oder ganz geöffnet. Die Fausthaltung ist endgültig vorbei: Die Arme hält es neben dem Kopf etwa parallel zueinander. Dadurch hebt sich der ganze Brustkorb von der Unterlage. Das Körpergewicht hält es auf Händen und Bauch. Mit der Zeit wird sich das Baby wie ein Uhrzeiger um die eigene

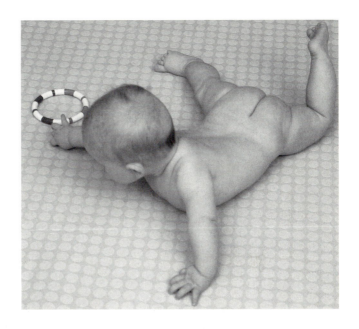

Achse drehen. Wir können es auch dadurch anregen, sich weiter zu bewegen, indem wir ein Geräusch mit einer Rassel machen, die das Baby nicht sieht. Es wird in der Bewegung innehalten und dann versuchen, die Rassel mit den Augen zu entdecken, indem es in die Richtung schaut, aus der das Geräusch kommt. Es wird sich dann in die Richtung abstoßen, aus der es das Geräusch hört. Auch bei dem «Kreiseln» ist es wichtig, dass Ihr Kind sich nicht nur zu seiner Schokoladenseite abstößt.

Das Baby wird auch auf Unterschiede in der Entfernung aufmerksam. Manche Dinge erreicht es schnell, für andere muss es sich stärker anstrengen.

> Gegenstände sollen immer nur so weit entfernt liegen, dass Ihr Baby sie, eventuell auch mit Anstrengung, erreichen kann.
>
> Wenn das Baby es öfter nicht schafft, das Ziel zu erreichen, wird es mutlos und in seinem Bewegungsdrang nachlassen.
>
> Für die Spiele mit dem Baby ist es wichtig, dass sie immer mit Erfolg enden. Der Erfolg gibt Befriedigung und Bestätigung; er motiviert zu neuem Ausprobieren.

Anregungen für das dritte Vierteljahr

Die Entwicklung der Handgeschicklichkeit

Neben der Fähigkeit, die Motorik des Körpers und der Extremitäten zu differenzieren, wie z. B. Krabbeln, lernen die Hände jetzt auch, feinere Bewegungen auszuführen. Durch die Spiele für die Hände entwickeln sich beim Kind auch ruhige und auf feinere Tätigkeiten hin konzentrierte Aktivitäten.

Anfang des zweiten Halbjahres nimmt das Kind einen Gegenstand von einer Hand in die andere, betrachtet ihn und dreht und wendet ihn nach allen Seiten. Beim Greifen stellt das Kind jetzt den Daumen den anderen Fingern gegenüber. Dies ist ein wichtiger Entwicklungsschritt, um mit einer Hand einen Gegenstand gut festhalten zu können. Es beginnt dadurch, die Gegenstände nur noch mit den Fingern zu umfassen. Die Handflächen werden vom Gegenstand nicht mehr berührt. Diese Art des Greifens unterscheidet uns auch von den Affen.

Über die Körpermitte greifen

Wenn wir unserem Baby ein Spielzeug links von seinem Körper reichen, nimmt es jetzt vielleicht seine rechte Hand und greift über die Körpermitte zur anderen Seite. Es bewegt sich jetzt wieder mehr asymmetrisch. Wenn Ihr Baby dies macht, fängt es auch an, differenzierter Laute zu bilden.

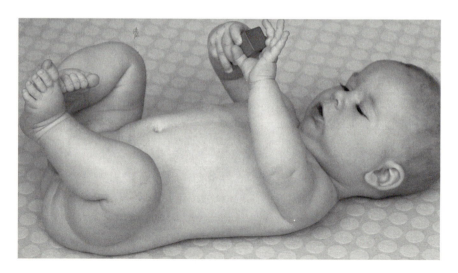

Bis zum achten Monat hat jedes Kind eine Phase, in der es mit den Gegenständen auf andere Dinge klopft. Mal pocht es damit auf den Tisch, mal schlägt es zwei Gegenstände gegeneinander. Typisch hierbei sind nun die symmetrischen Bewegungen. Es klopft mit allen Dingen in diesem Alter, egal, ob es sich um eine Windel, eine Puppe oder um Bausteine handelt. Es nimmt dabei noch keinen Bezug auf die Eigenschaft der Dinge. (Eine Windel gibt ja kein Geräusch von sich.)

Mit Vorliebe wirft das Baby auch Gegenstände auf den Boden und beobachtet ihren Fall (s. Anregung S. 151). Für das Baby ist es seltsam, dass alle Dinge, die es loslässt, immer nach unten fallen. Viele Eltern meinen, ihr Baby will sie ärgern, wenn es den gerade aufgehobenen Löffel wieder auf den Boden fallen lässt. Das Kind lernt aber am sinnvollsten durch Ausprobieren und will sich immer wieder der Gesetzmäßigkeit (der Schwerkraft) vergewissern.

Am Ende des dritten Vierteljahres nimmt das Kind kleinere Gegenstände mit Daumen, Zeigefinger und Mittelfinger auf. Die anderen beiden Finger sind an der Bewegung nicht beteiligt. Es beginnt, mit den Dingen verschieden umzugehen. Es klopft mit dem Baustein, weil dadurch ein Geräusch entsteht, und freut sich darüber. Es drückt die Gummipuppe, weil sie quietscht, und stellt Gegenstände vorsichtig auf die Unterlage.

Verschiedene Greifmöglichkeiten

Die Entwicklung der Feinmotorik Ihres Babys können Sie in folgender Weise unterstützen:

Die Dinge zum Spielen sollen aus verschiedenen Materialien bestehen und groß/klein, hart/weich, leicht/schwer, voll/hohl sein, um Erfahrungen mit ihrer unterschiedlichen Beschaffenheit zu sammeln. Spielzeuge sind nur ein Ersatz der wirklichen Gegenstände. Das Kind kann bereits in diesem Alter mit den Gebrauchsgegenständen des Alltags vertraut werden. Mit Rücksicht auf sein Alter geben wir ihm allerdings nur die Dinge, an denen es sich nicht verletzen kann. Die Kinder sind glücklich, die gleichen Gegenstände zu gebrauchen, die wir selbst benutzen.

Anregungen für das dritte Vierteljahr

Wir lassen dem Baby möglichst große Freiheiten beim Spiel. Wir schreiben ihm nicht vor, wie es mit den Dingen spielen soll.

Beachten Sie beim Spiel Ihres Babys Folgendes:
- Wie greift Ihr Kind nach Gegenständen?
- Wie hält es die Gegenstände fest?
- Was macht es mit ihnen?
- Wie lernt es die Eigenschaften und Funktionen kennen?

Spielzeug in einem flachen Behälter

Viele Spielsachen, die das Kind schon im ersten Halbjahr kennen gelernt hat, bleiben auch im zweiten Halbjahr interessant und werden umfassender benutzt. Wir können z. B. Eierlöffel auf ein Tablett oder in eine flache Schachtel legen. Das Kind wird sie einzeln herausnehmen und wieder hineinlegen. Und in der PEKiP-Gruppe macht es zu mehreren besonders viel Spaß, wie auf dem Foto zu sehen ist.

Im zweiten Halbjahr sind als Spielzeug zusätzlich geeignet:
Dosen in allen Größen und Formen, gefüllt und leer, (Joghurt-) Becher, Löffel, Schneebesen, Sieb, Topf, Deckel, Kissen, Hand-, Taschen-, Halstücher, Schachteln und Schüsseln.
Bevor Sie etwas wegwerfen, fragen Sie sich, ob es Ihrem Baby nicht Freude machen könnte und nicht schädlich ist. Styropor und Plastikfolie sind für das Baby sehr gefährlich, wenn es sie hinunterschluckt.

Ihr Baby hat vielleicht auch schon ein Lieblingsspielzeug oder ein Schmusetier, das es immer bei sich haben möchte, auch wenn es ins Bett geht. Lassen Sie ihm diesen Tröster, und geben Sie ihn Ihrem Baby mit, wenn es einmal von Ihnen getrennt sein sollte.

Trennungen, z. B. beim Schlafengehen, können Sie Ihrem Kind so erleichtern, dass Sie ihm etwas Persönliches von sich mitgeben. Mein Sohn hat mehrere Jahre eine Bluse von mir als Schmusetuch mit in sein Bett genommen. Das weiche Tuch und der vertraute Geruch haben ihn leicht zur Ruhe kommen lassen.

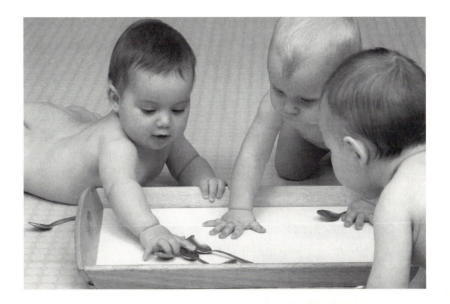

Ihr Kind lernt jetzt die dritte Dimension, die «Tiefe», kennen.

Karton mit Loch

Schneiden Sie ein Loch in einen Schuhkarton, das so groß ist, dass Ihr Kind die Hand hineinstecken kann. Füllen Sie den Karton mit Bauklötzen. Es wird in den Karton greifen und die Klötze herausholen (s. Foto S. 144 oben).

Jeder Hand des Kindes ein Spielzeug reichen

Wir geben dem auf dem Rücken liegenden Baby in jede Hand einen Baustein. Das Kind schlägt sie gegeneinander und freut sich an den Geräuschen.

Wenn wir dem Baby zwei Tücher reichen, hört es nichts. Auch ein Tuch und ein Baustein geben kein Geräusch von sich. Wir können dieses Ausprobieren mit Worten begleiten wie: «Das ist seltsam, selbst wenn du die Tücher fest aneinander drückst, ist nichts zu hören. Bei den Bausteinen ist das anders. Schön, dass sie ein so lautes Geräusch machen.»

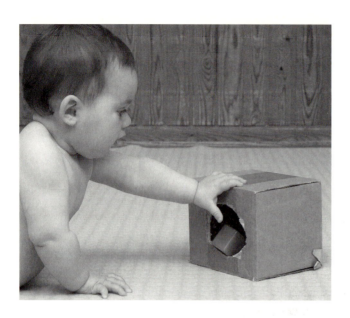

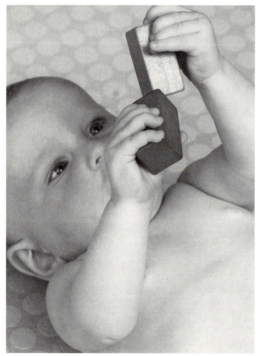

144 Anregungen zur Bewegung und zum Spielen im 1. Lebensjahr

Sich nach hinten abstoßen

Das Baby liegt auf dem Bauch. Normalerweise legen wir ein Spielzeug vor das Kind, sodass es dieses gut sehen, aber nicht sofort greifen kann. Es versucht, das Spielzeug zu erreichen. Es stößt sich mit den Händen ab und fängt dabei plötzlich an, nach hinten zu rutschen. Je intensiver das Kind auch versucht, das Spielzeug zu erreichen, desto weiter entfernt es sich. Oft werden die Kinder dabei verständlicherweise sehr wütend. Deshalb können wir auch ein Spielzeug seitlich neben die Hüfte legen. Das Kind freut sich, doch etwas zum Spielen zu erreichen.

Das Nach-hinten-Rutschen entsteht dadurch, dass sich das Baby auf den gestreckten Armen abstützt und dabei den Körper nach hinten schiebt. Es wird dem Baby helfen, wenn wir ihm mit Worten zu verstehen geben, dass wir seine Wut verstehen.

Auch können wir in dieser Situation unsere Hände leicht an seine Fußsohlen halten, um ein Rutschen nach hinten zu vermeiden. Das Kind wird dann das Spielzeug erreichen und sich freuen. Es entwickelt so eigene Ideen, wie es vorwärts kommen kann.

Bei einigen Kindern dauert diese Phase ziemlich lange, bis sie irgendwann in eine Form der «Vorwärtsbewegung» übergeht. Aus diesem Rückwärtsabstoßen entsteht bei manchen Babys eine Vorwärtsbewegung, die uns an eine Spannraupe erinnert. Das Baby stützt seine Hände vor dem Körper hoch auf und wirft sich nach vorn. Es stützt sich wieder hoch ab und wirft den Körper wieder nach vorn. Dies ist eine von vielen Möglichkeiten, sich vorwärts zu bewegen. Manche Kinder entwickeln hierbei eine enorme Geschwindigkeit.

Probieren Sie diese Haltung aus. Sie ist sehr anstrengend, aber eine gute Gymnastikübung. Die Kinder müssen ihren Kopf gut halten, um nicht aufs Gesicht zu fallen.

Spiel mit den Füßen

Wenn das Kind auf dem Rücken liegt, spielt es in diesem Alter gern mit seinen Füßen. Kann es sie noch nicht ganz erreichen, ziehen Sie ihm einen Socken an. Es zieht an ihm und bringt so seinen Fuß immer näher an den Mund. Viele Babys schaffen es eines Tages, ihre Füße in den Mund zu neh-

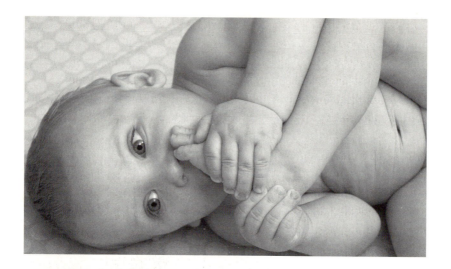

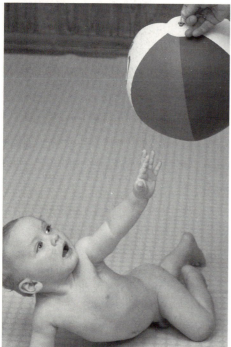

men. Bei diesem Spiel beugt das Kind seine Hüften stark (s. Foto).

Nach oben greifen PEKiP

Wenn das Kind auf dem Bauch liegt, berührt es oft nur noch mit dem Unterleib den Boden. Wenn wir ihm ein Spielzeug von oben reichen, stützt es sich auf einem Arm ab, um mit der anderen Hand zu greifen. Es verlässt die Mittellage. Um nicht umzukippen, stützt sich das Kind auf dem Foto zusätzlich mit dem linken Knie ab.

Zug an Ringen PEKiP

Wenn sich unser Baby beim Zug in den Sitz sehr gut an unseren Fingern festhält, können wir ihm zwei Greifringe zum Festhalten reichen. Es macht die Erfahrung, dass es sich auf seine Kräfte verlassen kann.

Die Ringe halten wir mit einer Hand fest und halten die andere Hand hinter den Oberkörper des Kindes (ohne ihn zu berühren) für den Fall, dass es die Ringe loslässt und nach hinten fällt. Wenn das Baby die sitzende Position fast erreicht hat, gehen wir mit den Ringen langsam zurück und legen das Baby wieder sanft hin wie auf dem Foto.

Für die gute Entwicklung der kindlichen Muskulatur ist rhythmisches Bewegen günstiger. Das Kind wird daher nur zum Aufrichten in die Sitzposition angeregt, nicht zum Sitzen. Das selbständige Sitzen entwickelt sich aus der grundlegenden Fähigkeit des Krabbelns. Wir können dem Baby den Wechsel vom «Obensein» zur Rückenlage erleichtern, wenn wir es leicht wippend von vorn nach hinten oder zu den Seiten schaukelnd bewegen. Das macht dem Kind Freude. Ein Kind, das dieses Spiel

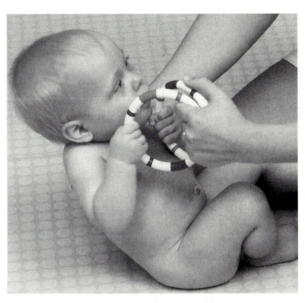

kennt, hält sich fest, um nicht zurückzufallen. Dann können die Ringe auch jeweils mit einer Hand gehalten werden.

Seitlicher Ellbogenstütz

Wir reichen dem auf der Seite liegenden Kind ein Spielzeug von der Seite. Das Kind hebt den Kopf und stützt sich höher auf dem Unterarm ab, um mit der anderen Hand das Spielzeug zu erreichen. Es stützt sich zusätzlich mit seinem Fuß ab, um das Gleichgewicht zu halten.

Über das Sitzen

Häufig wird gesagt, dass Kinder das Sitzen vor dem Krabbeln lernen. Wenn sich das Kind an den angebotenen Händen hochzieht, denken viele Eltern, dass es sich bereits hinsetzen will. Dieses Heranziehen ist eine normale Armreaktion im fünften bis sechsten Monat, mit der das Baby alles, was es erreichen kann, zu sich zieht, z. B. auch seine Füße. Bevor das Kind sitzen kann, lernt es die Bewegungen, die notwendig sind, um in die Sitzhaltung zu gelangen und sie wieder zu verlassen.

> **Ein vorzeitiges Hinsetzen behindert die normale Entwicklung.**

Zu diesem Zeitpunkt nämlich sind weder seine Rücken- noch seine Bauchmuskeln ausreichend entwickelt. Auch hat das Baby noch nicht gelernt, sich beim Sitzen auf einer Hand abzustützen. Infolgedessen kippt es zur Seite oder nach hinten, oder es beugt den Körper immer weiter nach vorn. Es ist mühevoll für das Baby, sich aufrecht zu halten. Um sich vor Umfallen und Wehtun zu schützen, bleibt es steif sitzen. Manche Eltern stützen das Kind durch Kissen. Damit verhindern sie zwar das Fallen, aber nicht die möglichen Schäden an der Wirbelsäule. Alle Bewegungen, die das liegende Baby übt, wie Rollen, Robben, Wälzen, Recken, Strecken, mit Füßen spielen usw., sind dem sitzenden Kind nicht möglich.

« Meine Tabea sitzt aber wirklich gern. Ich kann sie inzwischen nicht mehr hinlegen, ohne dass sie weint. Am Anfang habe ich hinter ihr gesessen, damit sie nicht umkippte. Aber ich kann ja nicht den ganzen Tag bei ihr sitzen. Inzwischen lege ich Kissen um sie herum, damit sie nicht umfällt. Sie sitzt dann sehr starr. Ich glaube, sie hat Angst vor dem Hinfallen. Wenn ihr das Spielzeug vom Schoß fällt, weint sie. Ich bin ständig damit beschäftigt, es ihr wiederzugeben» (Hanna, Lehrerin, 34).

Hanna meint es mit ihrer Tochter gut. Ihr Baby ist eigentlich in einem Alter, in dem Kinder anfangen, selbständiger zu werden. Dadurch, dass sie das Spielzeug nicht wieder aufnehmen kann, braucht sie die Mutter für ihr Spiel. Auch wenn sie nicht mehr sitzen kann, braucht sie die Hilfe der Mutter oder muss sich fallen lassen. Die Mutter macht das Kind von sich abhängig, sie «überbehütet» es.

Es wird sicher einige Zeit dauern, bis das Kind sich wieder im Liegen auf dem Boden wohl fühlen wird und allein spielt. Es war ja so bequem, immer die Mutter zu «rufen». Wenn das Kind aus der seitlichen Lage oder dem Vierfüßlerstand heraus lernt, sich hinzusetzen und sich wieder zurück in andere Positionen zu begeben, hat es selbst das Sitzen entdeckt. Diese Erfahrung stärkt auch sein Selbstbewusstsein.

Wenn wir das Baby auf den Bauch oder Rücken legen, spielt es oft allein. Es trainiert ohne Körperbelastung die Muskelpartien, welche es ihm ermöglichen, später gerade zu sitzen. In der Bauchlage stützt sich das Kind ab dem sechsten Monat mit durchgestreckten Ellenbogen auf die Handflächen. Das Becken liegt dabei auf dem Boden. Bei jedem Hochstützen stärkt es seine Rückenmuskulatur. Legen Sie sich einmal in dieser Haltung auf den Boden. Sie spüren, wie stark Ihre Rückenmuskeln angespannt sind. In Rückenlage hält das Kind in diesem Alter die Beine meist gebeugt in der Luft. Dabei trainiert es ständig seine Bauchmuskeln. Probieren Sie auch diese Haltung einmal aus.

Das Baby lernt das Sitzen zuerst im Liegen auf dem Rücken und den Seiten. Drehen Sie das Buch und betrachten Sie das nachfolgende Foto von der Seite. Die Beine des Babys bilden einen fast rechten Winkel zum Körper.

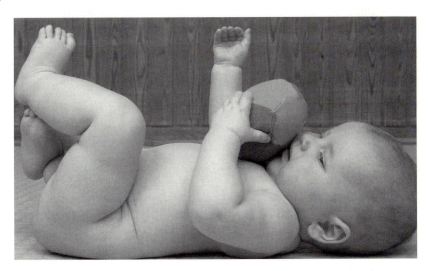

Wenn sich das Baby vom Rücken auf den Bauch dreht, bildet es seine Rotationsfähigkeit aus, die beim Hinsetzen eine wichtige Rolle spielt.

Über das Sitzen

> Ein Kind, das imstande ist, sich selbst hinzusetzen, ist zum Sitzen reif.
>
> Wir dürfen aber Kinder nicht in Haltungen bringen, die zwar ihrem Alter laut einer Tabelle entsprechen, jedoch nicht ihrem individuellen Entwicklungsalter.

Wir unterstützen nur die Bewegungen, die dem individuellen Entwicklungsstand entsprechen, und dieser variiert selbstverständlich bei allen Kindern. Tabellen zeigen Mittelwerte, an denen wir uns nur ungefähr orientieren können.

Das Baby beherrscht das Liegen in der seitlichen Lage, sodass es seinen Oberkörper ein wenig vom Boden hebt und sich auf seinen Unterarm stützt. Den anderen Arm hat es frei zum Bewegen und Spielen.

Mit der Zeit stützt sich das Baby immer weniger auf den Arm, bis es sich nur noch fest auf der Hand abstützt. Es erhebt sich immer höher, bis es frei sitzt.

Falls es jetzt aus irgendeinem Grund das Gleichgewicht beim Sitzen verliert, wird es sich sofort auf eine Hand abstützen und dadurch nicht hinfallen. Von dieser Reaktion, die im zweiten Lebenshalbjahr entsteht,

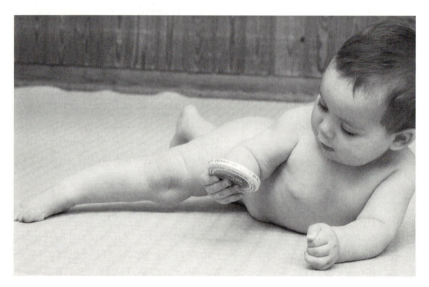

profitieren wir heute noch als Erwachsene, wenn wir hinfallen. Wir stützen uns ab und schützen dadurch den Kopf und den Körper vor Verletzungen.

Genauso wie das Baby zum freien Sitzen gekommen ist, dreht es sich wieder zur Seite und begibt sich auf den Boden. Es stützt sich auf die Hand, den Arm und legt sich wieder auf die Seite oder nimmt den anderen Arm zuhilfe und dreht sich auf den Bauch.

Viele Kinder kommen auch über das Krabbeln zum Sitzen. Durch die Bewegung, bei der es sein Gewicht auf den Beinen und Händen hält, wird die gesamte Rückenmuskulatur gestärkt, sodass das Kind, wenn es im Krabbeln sicher ist, ohne Hilfe aus dieser Stellung in die Sitzhaltung und aus dieser wieder in den Kniestütz wechseln kann.

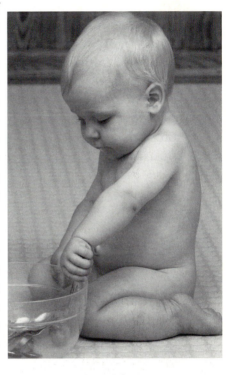

Das Kind stützt sich beim Krabbeln seitlich ab und kommt über die Seite in eine seitliche Sitzhaltung, richtet sich zum Sitzen auf und wechselt wieder in den Vierfüßlerstand zurück. Es kann also seine Haltung selbständig beliebig verändern und ist unabhängig.

Manche Kinder setzen sich vom Krabbeln aus zurück auf ihre Unterschenkel – wie das Kind auf dem Foto – und spielen in dieser mehr knienden Haltung, oder sie nehmen ein Bein nach vorne und eins nach hinten. Es gibt viele verschiedene aufrechte Knie- oder Sitzhaltungen, um zu spielen.

Dinge hinunterwerfen

In diesem Alter spielen die Kinder nicht nur gern mit uns am Tisch, sondern lassen alles Mögliche auf den Boden fallen und freuen sich, wenn wir es immer wieder aufheben. Wenn Sie nach einer Zeit sich nicht

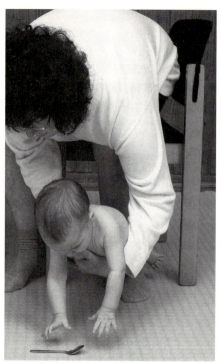

mehr bücken wollen, lassen Sie Ihr Kind z. B. den Löffel wieder aufheben wie die Mutter auf dem Foto – und sagen Sie es dem Kind.

Ihr Baby wird den Löffel vielleicht trotzdem wieder fallen lassen. Wenn Sie selbst ihn jetzt wieder holen, wird das Kind Sie vermutlich auch in anderen Situationen «nerven» – es hat ja erfahren, dass Sie anders handeln als reden. Beenden Sie lieber das Spiel, indem Sie das Baby auf den Boden legen und es dort weiterspielen lassen.

Spielen mit rauen Gegenständen

Wir geben dem Baby nicht nur weiche Gegenstände, sondern motivieren es, Dinge anzufassen, die sich rau anfühlen. Das kann z. B. eine saubere Handbürste sein. Das Baby nimmt sie zum Mund und hält inne, weil sie sich seltsam an den Lippen anfühlt. Es wird sie mit Händen und Fingern vorsichtig untersuchen und sich eine Weile mit diesem «pieksenden Ding» beschäftigen. Auch bei anderen rauen Gegenständen wie einem noppigen Seifenuntersetzer lernt das Baby den Unterschied zwischen weich und rau besser zu unterscheiden.

Wir geben dem Baby immer nur einen Gegenstand, den es intensiv begreifen und erfahren kann.

> Bieten Sie Ihrem Baby nie zu viele Gegenstände gleichzeitig an, und unterbrechen Sie Ihr Kind nicht bei seinen Erkundungen. Nur so entwickelt sich seine Konzentrationsfähigkeit. Kinder lieben und brauchen auch Wiederholungen.

Mit Bändern spielen

In diesem Alter spielen Kinder gern mit den verschiedensten Kordeln und Bändern. Besonders interessant sind sie für Kinder, wenn sie aus einer Schachtel hervorgucken und sie sie lang ziehen können. Lassen Sie Ihr Kind aber mit Bändern nie ohne Aufsicht spielen.

Hinunterklettern von unserem Körper

Wenn sich das Krabbeln anbahnt, können wir das Kind zur eigenen Fortbewegung ermuntern und es dabei unterstützen, indem wir uns hinlegen und es quer über unseren Oberkörper legen. Wir zeigen ihm ein Spielzeug und legen es neben unseren Körper. Wir sprechen mit dem Baby und fordern es auf, sich das Spielzeug zu holen.

Das Baby versucht, sich von unserem Körper abzustoßen und das Spielzeug zu erreichen. Es ist wichtig, dass wir eine Hand am Rücken oder Po des Babys halten, damit es nicht fällt, wenn es sich hinabbeugt, um das Spielzeug zu erreichen. Wir achten darauf, dem Baby nur so viel Hilfestellung zu geben, wie es benötigt.

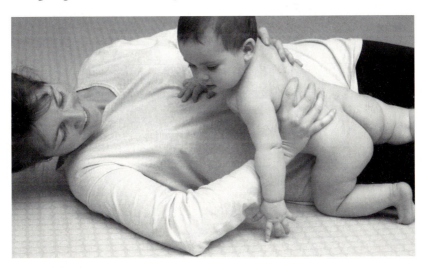

Guck-Guck-Spiele

Wir legen uns ein Tuch über das Gesicht und beugen uns über das Baby. Es greift nach dem Tuch, zieht es weg und strahlt uns an, wenn es

Über das Sitzen

uns wieder sehen kann. Dieses Spiel wiederholen die Kinder oft und mit viel Freude.

Wir können auch dem Baby ein Tuch über das Gesicht legen. Am Anfang wählen wir dabei ein fast durchsichtiges Tuch, damit das Baby nicht ängstlich wird. Wenn es Freude an diesem Spiel bekommt, können Sie auch dichtere und größere Tücher nehmen, bei denen es etwas länger dauert, bis das Kind sie vollständig weggezogen hat.

Das Baby schaut der Mutter in die Augen, nachdem es das Tuch weggezogen hat, und freut sich.

Im zweiten Halbjahr wollen Eltern und Kinder immer häufiger herausfinden, ob und wieweit ihre Gesten und Zeichen vom anderen ver-

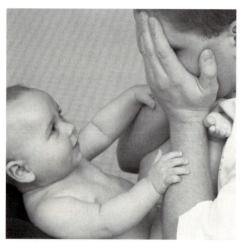
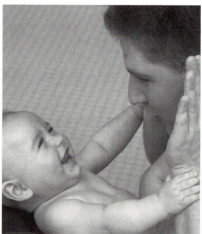

standen und beantwortet werden. Mal übernimmt der Erwachsene eher die aktive Rolle, ein anderes Mal das Kind.

Das Kind findet bereits in diesem Alter heraus, was seine Bezugsperson beabsichtigt, und es lernt, sich dementsprechend zu verhalten. Das Kind auf den Fotos hat Freude an dem Versteckspiel des Vaters und versucht, selbst seine Hände wegzuziehen.

Kinder im ersten Lebensjahr «unterhalten» sich nicht nur mit Menschen, sondern auch mit den Dingen, mit denen sie spielen. Dabei wählen sie aber eine viel höhere Tonart als bei ihrem Gespräch mit Menschen. Das Baby verändert auch die Tonlage, wenn ein Spiel nicht nach seinen Vorstellungen verläuft.

Das Kind zeigt jetzt differenziert, welche Spiele ihm besonders gefallen. Wir dehnen die Spielstunden aus, wenn das Kind ausdauernder, aufnahmebereiter und konzentrierter spielt. Besonders für den berufstätigen Elternteil können regelmäßige Spielstunden eine gute Gelegenheit sein, sich intensiv mit seinem Kind zu beschäftigen.

Gern hören die Kinder Lieder, z. B.:
Wie das Fähnchen auf dem Turme
sich kann drehn bei Wind und Sturme,
so soll sich mein Händchen drehn,
dass es eine Lust ist anzusehn,

und beobachten dabei unsere Hand, die sich wie eine «Fahne im Wind» bewegt. Am Ende des ersten Lebensjahres bewegen die Kinder selbst ihre Hand zum Lied.

> **Es ist wichtig, dem Baby immer wieder dieselben Lieder vorzusingen und dieselben Fingerspiele mit ihm zu spielen, damit es sie wieder erkennt, behalten und nachahmen kann.**

Das Winken, wenn der Vater geht, fängt bei manchen Kindern schon in diesem Alter an. Auch alle Arten von Fingerspielen bereiten großes Vergnügen. Eine schöne Sammlung von alten und neuen Versen, Kniereitern und Fingerspielen hat Raimund Pousset in der Rowohlt-Reihe «Mit Kindern leben» vorgelegt: «Fingerspiele und andere Kinkerlitzchen» (s. Literatur, S. 218).

«Unser Felix freute sich früher immer, wenn meine Eltern zu Besuch kamen. Jetzt fängt er an zu weinen, wenn sie ihn auf den Arm nehmen wollen. Sie sind regelrecht beleidigt und wollen ihn trotzdem auf den Arm nehmen. Das will ich aber nicht» (Christine, 31, Sozialarbeiterin).

Dieses so genannte Fremdeln tritt bei manchen Kindern schon mit drei

Monaten auf, bei manchen später, und bei anderen bemerkt man es kaum. Am deutlichsten ist es zwischen dem siebten und zehnten Monat. Das Kind bewegt sich jetzt von der Mutter fort und braucht andererseits ihre Nähe, um sich nicht in gefährliche Situationen zu begeben.

Ein Baby, das hauptsächlich mit seinen Eltern zusammen ist, wird sich von Fremden leichter irritieren lassen als ein Kind, das sich oft in fremder Umgebung mit Vater oder Mutter aufhält.

Setzen Sie sich nicht über die Gefühle Ihres Babys hinweg. Es ist wichtig, das Baby selber entscheiden zu lassen, wie nah es fremden Personen sein will. Auch die Oma, die nicht beim Kind wohnt, ist für das Kind zunächst eine fremde Person. Ein Kind, das in diesem Alter nicht selbst entscheiden darf, wie viel Nähe oder Distanz es zu anderen Menschen haben will, wird auch später Schwierigkeiten haben, anderen zu sagen, wenn es nicht mit ihnen in näheren Kontakt treten möchte. Dies schon früh gelernt zu haben kann auch zum Schutz vor sexuellem Missbrauch beitragen!

Früher hat man geglaubt, dass Babys erst im zweiten Lebenshalbjahr bekannte von unbekannten Personen unterscheiden können. Sie kennen aber schon in den ersten Wochen ihre Eltern sehr genau (Klaus und Klaus 2000, S. 65 ff.). Im zweiten Halbjahr vernetzen sich die zwei Gehirnhälften weiter. Die linke Hälfte speichert hauptsächlich das Denken und Sprechen, während der rechten Gehirnhälfte Empfindungen und Gefühle zugeordnet werden. Durch die Vernetzung reagiert das Baby jetzt differenzierter auf soziale Erfahrungen. Es schaut sich die Menschen genau an und entscheidet, wie nah ihm jemand kommen darf.

> **Da Kinder eigentlich sehr neugierig sind, suchen sie den Kontakt zu Fremden, besonders dann, wenn sie selbst bestimmen können, wie die Kontaktaufnahme erfolgen soll.**

Das Baby braucht in diesem Alter ständig die Rückversicherung seiner wichtigsten Bezugspersonen, seiner Eltern. Das Fremdeln ist im Übrigen durchaus sinnvoll, damit Kinder, die sich jetzt selbständig durch Krabbeln von der Mutter entfernen können, nicht zu forsch auf fremde Menschen und Situationen zugehen und sich dadurch in Gefahr bringen.

Wenn die Oma traurig ist, weil das Baby nicht bei ihr bleiben will, erklären Sie ihr, dass es das Baby nicht böse meint, sondern dass der Zeitabstand zu lang ist, um sich an das letzte Wiedersehen zu erinnern. Selbst vor dem Vater, der tagsüber nicht anwesend ist, fremdelt manches Baby. Für das Kind ist es ein großer Schritt zur Entwicklung der Persönlichkeit, wenn es die «Fremden» als solche behandelt und langsam selbst differenziert, «wer ist mir nahe, wen mag ich nicht?».

Wenn Sie selbst die Situation gelassen hinnehmen, wird Ihr Kind bald wieder Kontakt zu anderen Menschen suchen.

Wie sich Babys fortbewegen

Viele Kinder robben zuerst vorwärts, allerdings auf ganz unterschiedliche Weise. Einige robben nur mit den Armen, fast, als würden sie kraulen. Sie ziehen den Körper und die Beine einfach nach. Einige gehen auf die Knie, lassen ihren Oberkörper aber aufliegen und schieben ihn mit den Beinen nach vorn. Manche Kinder rollen durch den Raum, wenn sie gelernt haben, sich vom Rücken auf den Bauch und wieder auf den Rücken zu drehen. Andere Kinder schieben sich mit einem Arm und einem Bein vorwärts, wobei der Körper auf dem Boden liegen bleibt. Eine weitere Möglichkeit ist, sich in den Vierfüßlerstand aufzurichten und sich nach vorn zu werfen, wieder von der Bauchlage in den Vierfüßlerstand zu gehen und sich wieder nach vorn zu werfen. Manche Kinder rollen sich aus dem Vierfüßlerstand über die Schulter nach vorn ab. Mit diesen verschiedenen Fortbewegungsmöglichkeiten können die Kinder ihre Ziele erreichen. Sie bewegen sich auf ihre Mutter oder interessante Dinge zu, ohne Hilfe zu benötigen.

Nach einigen Wochen entwickeln die Kinder von ganz allein die typische Krabbelstellung. Sie stützen sich auf die Knie und die gestreckten Arme. Die Hände sind jetzt meist geöffnet. Die Kinder schaukeln nach vorn und hinten und balancieren dadurch ihr Gleichgewicht immer wieder aus, wie das Kind auf dem Foto (s. S. 158).

Manche Kinder stellen sich sogar auf Hände und Füße. Der Po ragt dabei in die Höhe. Die Kinder schaukeln hin und her. Probieren Sie es mal aus: Sie werden feststellen, dass man ganz schön aufpassen muss, um sein Gleichgewicht nicht zu verlieren.

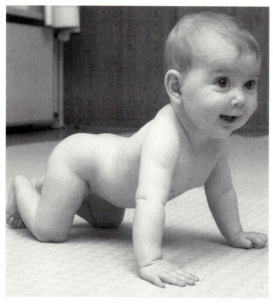

Viele Eltern fragen sich, wie sie ihre Kinder in dieser Situation vor Verletzungen bewahren können.

Susanne, 28, Bankangestellte: «Unsere Tochter Svenja hat gerade gelernt, sich fortzubewegen. Wir überlegen, ob wir einen Laufstall kaufen sollen, um sie vor Gefahren zu schützen.»

Gerade in dieser Situation würde sich Svenja aber durch den Laufstall stark eingeengt fühlen. Stellen Sie sich vor, Sie haben den Führerschein gemacht. Das Auto steht vor der Tür, und jemand verbietet Ihnen zu fahren, bis der Führerschein einige Wochen alt ist.

Die Erwachsenen sollten jetzt besonders darauf achten, ihr Kind nicht zu sehr einzuengen.

Versuchen Sie ohne Laufstall auszukommen. Die Wohnung müssen Sie sowieso bis zu der Höhe, die das Baby erreichen kann, kindgerecht verändern.

Das Kind wird sich meistens in Ihrer Nähe aufhalten. Vielleicht stört es Sie, wenn es sich an Ihrem Bein festhält. Dann bewegen Sie sich behutsamer und umsichtiger. So ermöglichen Sie dem Kind die wichtige Erfahrung, selbst zu bestimmen, wann es sich wo aufhalten will.

Susanne fährt fort: «Aber es gibt doch immer mal Minuten, in denen ich mich wirklich nicht ums Kind kümmern kann, z. B. wenn ich etwas aus dem Keller holen muss.»

Für diese kurze Zeit können Sie das Baby mit einigen Spielsachen in sein Bett legen, aus dem Sie die Decke vorher entfernt haben. Sie brauchen dabei keine Bedenken zu haben: Das Kind wird den Unterschied lernen, wann das Bett zum Schlafen und wann es für kurze Zeit zum Spielen da ist.

Falls Sie sich aber doch für einen Laufstall entscheiden sollten, dann legen Sie Ihr Baby schon vorher hinein, bevor es zu krabbeln beginnt, damit es ihn als einen Platz zum kurzzeitigen Spielen akzeptieren kann. Wenn Sie einen Laufstall benutzen, denken Sie daran: Ein Kind soll sich, wenn überhaupt, nur kurzzeitig im Laufstall aufhalten.

Sich über der Mutter abstützen

Legen Sie sich mit dem Rücken auf den Boden. Auf Ihre eine Seite legen Sie ein Spielzeug, an der anderen Seite kniet Ihr Baby und lehnt sich über Ihren Bauch. Es wird versuchen, das Spielzeug zu erreichen. Unterstützen Sie es dabei mit aufmunternden Worten. Es legt sich über Sie und wird sich mit den Füßen abstoßen. Wenn das Kind das Spielzeug nicht erreichen kann, erleichtern Sie es ihm, indem Sie sich zu der entsprechenden Seite neigen. Das eine Mal bewegt das Kind sich mit den Füßen voran, und das andere Mal nimmt es die Arme zuerst. Bitte mit einer Hand das Kind sichern!

Ursache und Wirkung erfahren

Geben Sie Ihrem Kind ein Stück Butterbrotpapier. Mit dem Papier kann das Kind rascheln. Es lernt, dass das Papier weich wird und keine Geräusche mehr von sich gibt, wenn es in den Mund gesteckt und nass wird. Das Kind lernt Ursache und Wirkung kennen und probiert es immer wieder aus.

Kinder verschlucken das Papier normalerweise nicht. Sie unterscheiden sehr gut zwischen essbaren und ungenießbaren Dingen. Viele Kinder sammeln das Papier im Oberkiefer. Irgendwann spucken sie es wieder aus. Mit unserem Zeigefinger können wir es auch herausholen. Bleiben Sie trotzdem in der Nähe, wenn Ihr Kind mit Papier spielt.

Um Erfahrungen mit Ursache und Wirkung zu machen, eignen sich auch quietschende Gummitiere. Das Kind probiert immer wieder aus, ob die Quietschtöne kommen. Ein Bauklotz gibt einen lauten Ton von sich, wenn er auf eine harte Unterlage geschlagen wird, auf einer Decke nicht.

Diese Spiele werden von den Kindern ständig wiederholt, um sich zu vergewissern, ob gleiche Handlungen gleiche Reaktionen hervorrufen.

In Bauchlage auf erhöhte Fläche greifen

Reichen Sie Ihrem auf dem Bauch liegenden Baby ein Spielzeug. Sie können auch ein Spielzeug auf eine ca. 10 cm hohe Fläche legen. Es verlagert sein Gewicht, stützt sich auf einen Unterarm oder nimmt beide Arme hoch und greift zielgerichtet.

Vierfüßlerstand mit Unterstützung

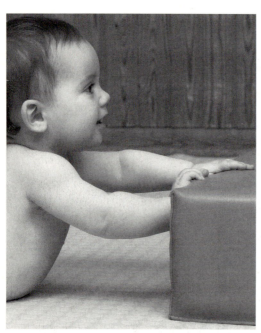

Wenn das Baby anfängt, seinen Körper kurz von der Unterlage zu heben, können wir es unterstützen, in den Vierfüßlerstand zu kommen. Wir legen unsere Hände im Schalengriff um den Brustkorb des auf dem Bauch liegenden Kindes und heben es leicht an. Das Kind auf den Fotos ist schon in Krabbelstellung und macht durch die Hilfestellung des Erwachsenen anschließend einen Krabbelschritt nach vorn.

Wir können auch eine Stoffwindel nehmen, die wir zu einem etwa 15 cm breiten Schal gefaltet haben. Wir heben die Windel leicht an, sodass der Oberkörper nicht mehr auf dem Boden aufliegt. Das Kind braucht sein Körpergewicht nicht mehr voll zu halten und kann so den Vierfüßlerstand erreichen. Es wippt jetzt im Vierfüßlerstand hin und her. Manche Kinder tun dies über Wochen, um ihren Gleichgewichtssinn zu schulen. Manchmal wirken Arme und Beine wie angewachsen. Dann können Sie die Windel nehmen und den Körper leicht anheben. Ihr Kind merkt, dass es so Arme und Beine bewegen kann, und bewegt sich vorwärts.

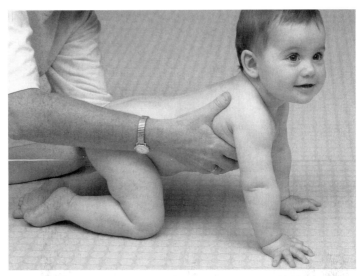

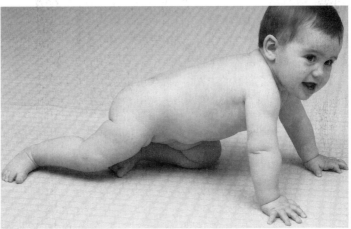

Ihr Baby zieht in dem Moment Arme und Beine zum Schwimmen hoch, wenn Sie es anheben? Dann ist dieses Spiel für Ihr Baby im Moment noch nicht geeignet.

Zum Vierfüßlerstand können Sie Ihr Baby auch ermuntern, wenn Sie es über eines Ihrer Beine legen. Hat das Baby hieran Freude, können Sie es auch über eine niedrige Schaumstoffrolle legen.

Kind auf dem Schoß selbständig essen lassen
Wenn Ihr Kind sich noch nicht selbständig hinsetzt, nehmen Sie es bei Tisch auf den Schoß, halten es aber gut an Ihren Körper gelehnt, damit es nicht mit krummem Rücken sitzt. Legen Sie kleine Essenshäppchen vor das Kind. Diese kann es schon gut ohne Ihre Hilfe essen, da es gelernt hat, Dinge von der Hand in den Mund zu nehmen.

Kinder wollen wissen, wie ihr Essen aussieht, wie es sich anfühlt, wie es riecht, und dann erst, wie es schmeckt. Geben Sie dem Baby ein Knäckebrot zum Selber-Essen oder eine Brotrinde, die nicht mehr ganz frisch sein sollte. So kann es die unterschiedliche Beschaffenheit und den verschiedenen Geschmack von Nahrungsmitteln feststellen und Selbständigkeit beim Essen entwickeln.

 Becher auseinander ziehen
Geben Sie Ihrem Kind viele ineinander gesteckte Eis- oder Joghurtbecher. Es wird sie wie das Kind auf dem Foto differenziert am Rand anfas-

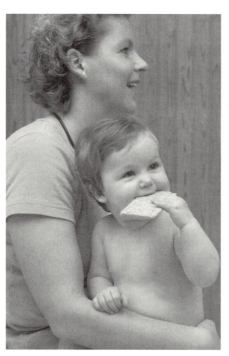
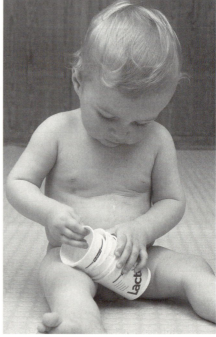

Anregungen zur Bewegung und zum Spielen im 1. Lebensjahr

sen und voneinander trennen. Auch in die Becher greift das Kind jetzt hinein.

Die Nachteile des Lauflerngeräts

Lauflerngeräte werden empfohlen oder mit der Absicht gekauft, dem Säugling das Laufenlernen zu erleichtern. Mit dem Kauf eines «Gehfrei» verbinden Eltern die Erwartung, dass das Kind schneller laufen lernt.

Das Kind selbst sitzt meist gern in dem Laufstuhl, da verschiedene Bedürfnisse, wie eine aufrechte Position einzunehmen und sich fortzubewegen, befriedigt werden. Das zufriedene Kind bestätigt die Eltern darin, etwas Gutes gekauft zu haben.

Bei sorgfältiger Überlegung erweist sich das Lauflerngerät allerdings als überflüssig und nachteilig.

→ Das Kind behält den Zehenspitzenstand länger bei als normalerweise, da es sich in dem Gerät mit den Zehen abstößt, um vorwärts zu kommen. Das Lauflerngerät verhindert dadurch den normalen Stand auf den Fußsohlen.

→ Das Kind lehnt mit dem Brustkorb gegen die Umrandung des Geräts, um vorwärts zu gelangen, und lernt nicht, den Körpermittelpunkt zu finden, um aufrecht stehen zu können.

→ Dem Kind fehlen wichtige Erfahrungen, die es beim selbständigen Aufrichten, Stehen und Gehen macht.

→ Der Gleichgewichtssinn kann sich nicht altersentsprechend ausbilden.

→ Das Kind ohne Gehfrei übt normalerweise auch wieder den Weg hinunter auf den Fußboden, indem es Knie und Hüften beugt und dadurch wieder das Gleichgewicht ausbalanciert. Die Eltern können ein ständiges Auf und Ab des Kindes beobachten. Es gewinnt durch die Wiederholungen an Souveränität in seinen Bewegungen und differenziert sie dabei.

→ Im Lauflerngerät bleibt das Kind immer auf derselben Höhe. So wird ihm die Möglichkeit genommen, Beugung und Streckung zu trainieren.

→ Ein Kind, das natürlich laufen lernt, zieht sich an Möbeln hoch und hält sich fest, um zuerst Sicherheit im Stehen zu erreichen. Mit zunehmender Sicherheit bewegt es sich Schritt für Schritt zuerst seitlich an den Möbeln entlang.

→ Der Rücken wird übermäßig belastet, wenn sich das Kind über längere Zeit im Gehfrei bewegt.

Mit dem Lauflerngerät verlernt das Kind die Freude an der eigenen Bewegung und sich durch eigene Anstrengung weiterzuentwickeln. Es wird weniger Lust verspüren, auf dem Boden zu liegen, sich selbst zu drehen oder Krabbeln zu lernen, sondern so lange unzufrieden sein, bis es wieder in seinem Gehfrei laufen kann. Wir bieten dem Kind einen bequemen Weg an, gerade so, als würden wir Brötchen mit dem Auto holen, obwohl wir wissen, dass Bewegung gesünder für uns ist.

Das Kind entwickelt seinen Gleichgewichtssinn nicht weiter. Lauflerngeräte verhindern natürliche Gehbewegungen. Das Kind bleibt lange unsicher beim Laufen. Gehfreis führen auch zu schweren Unfällen, da das Kind bei einem Sturz sich nicht wie eine Katze zusammenrollen kann.

Das Kind, das seine Fähigkeiten ausprobieren darf, weiß, was es sich zumuten kann, und ist sich seiner selbst sicher.

> **Einem Menschen eigene Erfahrungen vorzuenthalten oder etwas für ihn zu tun, was er selbst kann, bedeutet, ihn in seiner Kompetenz zu schwächen.**

Das vierte Vierteljahr

Bis zum Ende des ersten Halbjahres steht die unmittelbare Bedürfnisbefriedigung des Babys im Vordergrund. Wenn wir in diesem Alter seinen Bedürfnissen, so weit es möglich ist, nachgekommen sind, hat das Baby gelernt, dass es durch sein Verhalten etwas bewirken kann und nicht ausgeliefert ist.

Das Kind fühlt sich dadurch geborgen und erfährt, dass es Probleme selbst in die Hand nehmen und Lösungen finden kann, wenn es aktiv wird. Es weiß aber auch, dass es auf andere zugehen kann, um sich helfen zu lassen. Diese Hilfe von uns sollte immer nur minimal sein, damit das Kind selbst an der Lösung mitwirkt oder sogar den Hauptanteil leistet, wenn das möglich ist. Natürlich erfordert das mehr Zeit, als wenn wir das Problem für das Kind lösen.

Das Kind ist zum Beispiel auf das Sofa geklettert und zeigt uns, dass es wieder hinunterwill. Am schnellsten ginge es, das Kind hinunterzuheben. Am einfachsten wäre es zu sagen: «Wenn du allein hoch krabbelst, sieh zu, wie du auch wieder runterkommst.» Das Kind fällt vielleicht beim Runterklettern hin und stellt seinen Forscherdrang erst einmal ein; außerdem hat es erfahren, dass die Erwachsenen ihm bei seinen Lösungen nicht helfen wollen.

Aufwendig, aber sinnvoll ist es, sich neben das Sofa zu stellen, das Kind zu ermuntern, selber abzusteigen, es mit Worten dabei zu begleiten und zuzufassen, falls es zu stürzen droht, und ihm zu zeigen, dass es beim Absteigen die Beine nach unten bringen muss, um zuerst Stürze zu vermeiden. Beim nächsten Mal wird das Kind Teile von dem Gelernten anwenden und bald sicher selbständig herunterklettern können. Fördern Sie diese Selbständigkeit im zweiten Halbjahr. Tragen Sie Ihr Kind nicht mehr ständig, sondern trauen Sie ihm Eigenständigkeit zu.

Wenn Sie eine Sache durchsetzen wollen, werden Sie sich vorher über die Konsequenzen klar. Ihr Baby sollte nicht die Erfahrung machen, dass es sich nur lange genug beschweren muss, damit seine Wünsche erfüllt werden.

Der Forscherdrang der Kinder ist jetzt stark. Bestimmte Wünsche will das Kind durchsetzen. Sprechen und kooperieren Sie mit ihm. Geben Sie aber nicht einfach nach, zeigen Sie Verständnis, nehmen Sie Ihr Kind auf den Arm, wenn es sich nicht zu stark wehrt, und sagen Sie ihm, dass Sie es verstehen, aber dass trotzdem z. B. der Herd nicht angefasst werden darf.

Im zehnten Monat steht bei vielen Kindern die Fortbewegung im Mittelpunkt. Spielzeug ist im Moment nicht so interessant. Das Baby merkt, dass es jetzt Dinge, die es schon lange aus der Ferne gesehen hat, erreichen und untersuchen kann. Nichts ist mehr sicher. Wir sollten ihm nicht durch Verbote das Lernen verleiden. Aus diesem Grund ist es besser, die Wohnung so zu verändern, dass Sie nur wenige Verbote auszusprechen brauchen.

> **In der Erziehung ist es sinnvoll und erfolgreicher, das Positive herauszustellen.**

Tischdecken eignen sich für Kinder hervorragend zum Herunterziehen. Deshalb sollten sie für einige Zeit im Schrank bleiben. Porzellanvasen werden am besten im Schrank verschlossen, große Blumentöpfe so hoch gestellt, dass unser Kind sie nicht erreichen kann. Natürlich sollten Sie auch die Stereoanlage und den Fernseher in Sicherheit bringen. Und Stehlampen sind auch eine ständige Gefahrenquelle, da sie an der Schnur oder am Fuß leicht umgerissen werden können. In Steckdosen gehören Kindersicherungen ...

> **Überlegen Sie gut, welche Dinge Sie verschließen müssen, weil sie gefährlich, giftig oder zu wertvoll sind, und mit welchen Ihr Kind Erfahrungen sammeln kann oder sogar sollte.**

Das Kind im vierten Lebensvierteljahr will seine Umwelt kennen lernen, indem es versucht, den Dingen auf den Grund zu gehen. Oft ist das Kind über die Folgen des eigenen Tuns überrascht und probiert immer wieder dasselbe aus, bis es die Sache begriffen hat.

Das Kind geht in diesem Alter gern auf Erkundungstour durch die gesamte Wohnung. Es sucht aber immer wieder in unterschiedlicher Weise Kontakt zu Mutter oder Vater, krabbelt zu ihnen hin oder «ruft», um ihre Stimmen zu hören, oder schaut sie an, um sich zu vergewissern, dass sie da sind.

Die Mutter wird in dieser Phase auch oft Trost spenden müssen, da die Kinder sich noch leicht stoßen. Meistens ist der Schmerz schnell wieder vergessen, sodass das Kleine sich wieder neuen «Abenteuern» zuwendet. Durch seine Erfahrungen wird es umsichtiger und bald Tischkanten und Möbelecken meiden.

Erste Machtkämpfe spielen sich bereits in dieser Lebensphase zwischen Erwachsenem und Kind ab. Das Kind soll die Blumen, den Schalter am Herd oder die Stereoanlage nicht anfassen. Die Verbote scheitern oft, weil das Kind noch sehr stark von seinem Forscherdrang gesteuert wird. Vielleicht gefällt ihm das «Spiel» mit seiner Mutter auch, denn es bekommt ja unsere Aufmerksamkeit, wenn es Dinge nimmt, die «verboten» sind. Es probiert aus, wie die Mutter reagiert und wie sie auf eigene Machtansprüche reagiert. Wichtig ist, dass die Folgen auf verbotenes Handeln im logischen Zusammenhang mit seinem vorausgegangenen Handeln stehen. Wenn das Kind beispielsweise wiederholt an die Bodenvase geht, wird die Tür zum Wohnzimmer geschlossen.

Eine andere Möglichkeit erfordert mehr Zeit und Geduld: Sie zeigen dem Kind die Dinge, die es ausprobieren oder haben möchte, und leiten es an, sanft mit ihnen umzugehen.

Wenn ein Bücherregal im Wohnzimmer steht, ermöglichen Sie dem Kind, bestimmte Bücher zu «lesen». Wählen Sie Bücher oder Zeitschriften aus, die Sie nicht mehr benötigen, und stellen Sie sie zusammen mit den Bilderbüchern Ihres Sprösslings in ein Regalfach, das er erreichen kann. Wenn Sie dem Kind konsequent nur sein Fach zur Verfügung stellen, wird es dies bald verstehen und akzeptieren.

Ähnliches gilt in der Küche. Räumen Sie den Inhalt Ihrer Schränke so um, dass sich in den unteren Fächern Töpfe, Plastikdosen und -schüsseln, Büchsen und andere ungefährliche Dinge befinden, mit denen Ihr Kind spielen kann. Wenn es genügend Möglichkeiten zum Spiel hat, wird der Abfalleimer nicht mehr ganz so interessant sein.

Es ist ein freudiges Ereignis, wenn das Kind zum ersten Mal vorwärts krabbelt. Zuerst bewegt es sich oft nur eine kurze Strecke vorwärts, bald durchs ganze Zimmer, und dann erkundet es die gesamte Wohnung.

Beim Krabbeln bewegt das Kind gleichzeitig seine rechte Hand und sein linkes Bein und seine linke Hand und sein rechtes Bein vorwärts. Diese Überkreuzbewegung ist für die Vernetzung von rechter und linker Gehirnhälfte, also auch fürs Denken, wichtig.

Krabbeln ist auch eine sehr geeignete Grundlage für die spätere gute Körperhaltung. Die Kinder lernen es in der Regel zwischen dem siebten

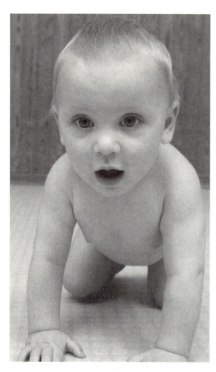
und zwölften Monat. Lassen Sie sich aber auch hier von Zeitangaben in Entwicklungstabellen nicht verunsichern.

Es ist gut, wenn das Kind erst das Krabbeln und dann das Sitzen erlernt. Durch die Bewegung auf den Knien stärkt sich die gesamte Rückenmuskulatur, sodass es ohne Hilfe aus dieser Stellung zum Sitzen und wieder auf die Knie wechseln kann. Das Kind verändert seine Positionen beliebig und wird unabhängig in seinen Bewegungen.

Wenn das Kind sicher im Krabbeln ist, fängt es an, sich aufzurichten, zu stehen, seitlich zu gehen, wieder in Hockstellung zu gehen und später frei zu laufen.

Wie wir sehen, werden die Kinder immer unabhängiger und selbständiger in ihrem Handeln. Sie brauchen zur Verstärkung dieser Entwicklung Anregungen, oft auch Trost, Hilfe, Zärtlichkeit und Zuwendung. Manche Eltern tun aber auch zu viel des Guten, wenn sie sich ständig mit dem Kind beschäftigen. Dies macht das Kind von uns abhängig und hindert es daran, allein zu spielen. Die Entwicklung seiner Eigenständigkeit wird gehemmt.

Anregungen für Fortbewegung und Aufrichten

Zunächst beschreibe ich Möglichkeiten, wie Sie Ihr Kind bei der Differenzierung seiner großmotorischen Bewegungen, das sind die, an denen der ganze Körper beteiligt ist, unterstützen können. Wenn es sich bereits in diesem Alter umfassend bewegen kann, wird es später seine Fähigkeiten und Möglichkeiten z. B. beim Klettern besser einschätzen und sich entsprechend der gestellten Aufgabe verhalten können. Wir gehen auf die Spiele ein, an denen das Kind Freude hat, greifen sie auf und variieren sie, um auch Neues erfahrbar zu machen.

Das Kind kommt über Bewegungen und konkretes Tun zu Erkenntnissen und später zu abstraktem Denken (nach Stemme/Eickstedt).

Aufrichten in den Kniestand

Wenn wir dem Kind beispielsweise Kartons zum Spielen geben, wird es sich an ihnen in den Kniestand ziehen. Von dieser Höhe kann das Kind auch gut wieder auf den Boden zurück.

Aufrichten am Körper der Eltern

Das Kind fängt jetzt vielleicht auch schon an, sich am Erwachsenen hochzuziehen. Dieser passt sich den Bewegungen des Kindes an und ermöglicht ihm dadurch, sich in den Kniestand zu ziehen und mit zunehmender Sicherheit weiter aufzurichten. Der Vater auf dem Foto gibt dem Kind wenig Hilfestellung, weil er nur schützen will, falls es umfallen sollte.

Krabbeln auf unterschiedlichen Oberflächen

Wenn das Baby krabbeln kann, geben wir ihm die Möglichkeit, sich auf unterschiedlichen Oberflächen zu bewegen. Es kann z. B. draußen auf der Wiese, im Sand oder auf Steinen krabbeln.

Dabei verhalten sich die Kinder sehr unterschiedlich. Einige krabbeln einfach los, ohne sich um die Beschaffenheit des Bodens zu kümmern. Andere befühlen und untersuchen zunächst die Unterlage mit ihren Händen und krabbeln dann langsam und bewusst über die unbekannte Fläche.

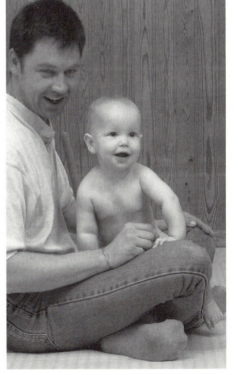

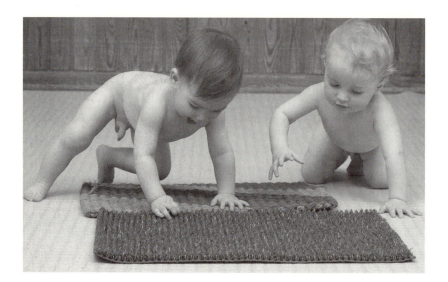

Manche Kinder werden auf einem Boden, der ihnen unangenehm ist, nicht krabbeln wollen, sondern ängstlich zurückweichen. Mit den Kindern befühlen wir gemeinsam den Boden und sprechen mit ihnen über das Erlebte. Vielleicht mögen sie danach über die Unterlage krabbeln. Wenn nicht, sollten wir sie auf keinen Fall zwingen.

Einige Zeit später hat solch ein Kind vielleicht seine Ängstlichkeit verloren und lässt sich von dem Boden nicht mehr beeindrucken. Die Kinder auf dem Foto untersuchen interessiert die Fußmatte.

Krabbeln auf schräger Ebene

Wenn Ihr Baby das Krabbeln beherrscht, ist eine schräge Ebene ein Anreiz zu verschiedenen Bewegungen.

Zuerst legen wir ein Brett nur ein wenig schräg (maximal 5 cm Unterschied bei einer Brettlänge von 1 m). Das Kind lernt beim Krabbeln über das Brett, das Gleichgewicht so zu verlagern, dass es die Schräge in beide Richtungen überwinden kann.

Beherrscht es das, legen wir das Brett etwas schräger. Das Kind lernt, sein Gleichgewicht dementsprechend zu verändern. Beim Spazierengehen können wir das Geübte erweitern und vertiefen, indem wir unser Kind ermuntern, einen Hang hinauf- oder hinunterzukrabbeln.

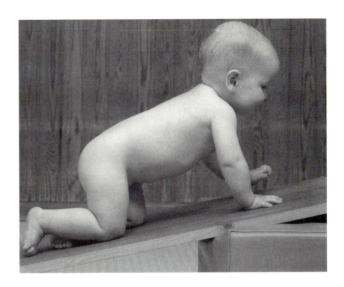

Krabbeln zwischen Gegenständen

Wir stellen unterschiedliche Gegenstände wie z. B. Stühle oder Kartons so in den Raum, dass das Kind hindurchkrabbeln kann. Es wird sich im Raum orientieren und seine Bewegungen den schmalen Durchgängen anpassen. In manchen Wohnungen lernt das Kind ohne zusätzliche Hindernisse, sich auf solche Durchgänge einzustellen, weil wenig Platz da ist.

Falls Sie in einer solchen Wohnung leben, lassen Sie Ihr Kind draußen krabbeln, um ihm auch das freie, schnelle Krabbeln ohne Hindernisse zu ermöglichen.

Durch Gegenstände krabbeln

Wir lassen das Kind durch verschiedene Hindernisse hindurchkrabbeln. Wir motivieren es, unter den Tisch zu krabbeln, um einen Ball hervorzuholen. Später wird es auch unter Stühlen, niedrigen Couchtischen, durch einen Pappkarton oder durch eine große Waschmitteltonne ohne Boden und Deckel krabbeln können.

Wir begleiten das Kind und warnen es, unter den niedrigen Hindernissen nicht aufzustehen. Wenn es doch versucht, sich aufzurichten, schützen wir seinen Kopf vor einem harten Anstoßen.

Das Kind lernt dabei spielerisch, sich auf Höhen einzustellen. Es hat Freude an der Bewältigung der neuen Situation und freut sich, wenn es das Hindernis bewältigt hat und bei Vater oder Mutter an der anderen Seite des Hindernisses ankommt.

Die Kinder suchen nach immer neuen Möglichkeiten, um sich auszuprobieren.

Fangen spielen

Das Baby freut sich, wenn wir uns auf dem Boden ähnlich fortbewegen wie es selbst.

Lautes Jauchzen erreichen wir, wenn wir mit dem Baby Fangen spielen. Wir robben hinter dem Baby her, das schon wendig und schnell krabbeln kann, um es zu fangen. Das Spiel regt das Baby zu intensiven, schnellen Bewegungen an. Es liebt den Wechsel zwischen Bewegung und Pausen. Außerdem erlebt es den intensiven Kontakt zu uns als äußerst lustbetont. Manche Kinder drehen sogar schon den Spieß um und verfolgen uns. Dabei haben sie besonders große Freude.

> **So oft und so intensiv wie im ersten Lebensjahr lacht das Baby in seinem ganzen Leben nicht mehr.**

Aus der Krabbelstellung hochgreifen

Wenn Ihr Kind das Krabbeln gut beherrscht, können Sie ihm ein Spielzeug von oben reichen. Das Kind stützt sich nur noch auf einer Hand und den Knien ab und greift nach oben. Auch in dieser Haltung balanciert es sein Gleichgewicht aus, um nicht umzufallen.

Spielen auf einer leicht erhöhten Ebene

Legen Sie einen großen Koffer oder eine Kiste, die ca. 15 cm hoch ist, in den Raum. Ihr Kind kann hinaufklettern und versuchen, an der anderen Seite wieder hinunterzukrabbeln.

An einer Stufe hinauf- und hinunterkrabbeln

Das Kind wendet sich neuen, schwierigeren Aufgaben zu, wenn es das Krabbeln beherrscht. Es versucht, eine Stufe hinaufzukrabbeln, wenn es die Möglichkeit dazu hat.

Das Kind zieht sich erst ganz nah an die Stufe oder erhöhte Ebene heran und stützt sich fest mit den Händen auf der Stufe ab. Es kniet vor der Stufe.

Danach hebt es ein Bein an, um es auf die Stufe zu schieben, verlagert dann sein Körpergewicht auf das Bein, mit dem es die erhöhte Stufe schon erklommen hat, und zieht das andere Bein nach.

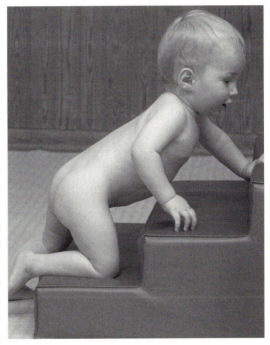

Manche Kinder legen auch den Oberkörper auf die Stufe, schieben sich nach vorn, stoßen sich mit den Füßen ab und ziehen sie auf die erhöhte Ebene.

Wichtig ist in diesem Zusammenhang, dass das Kind lernt, wie es von einer erhöhten Ebene oder Stufen wieder gefahrlos runtersteigen kann. Es muss rückwärts runtergehen.

Wir zeigen dem Kind, dass es sich umdrehen soll und nicht mit dem Kopf nach vorn abwärts krabbeln darf, sondern zuerst mit seinen Füßen den Boden berühren muss. Durch ein leichtes Führen seiner Hüfte geben wir ihm die Richtung der Bewegung vor, sodass seine Füße als Erstes wieder auf dem Boden stehen.

Wie es hinunterkrabbeln kann, zeigen wir unserem Kind jedes Mal, wenn es sich auf einer erhöhten Ebene, z. B. einer Couch, aufhält.

« Unsere Leonie wollte immer überall hochklettern. Zuerst habe ich es ihr

Anregungen für Fortbewegung und Aufrichten

verboten. Da sie es trotzdem machte, habe ich sie in den Laufstall getan. Sie wurde immer quengeliger und wollte viel auf meinen Arm, obwohl sie schon sehr schwer war. Ich habe sie dann doch in der Wohnung ihre Erfahrungen machen lassen. Zuerst hat sie sich einige Male am Wohnzimmertisch gestoßen, war aber immer wieder schnell zu trösten. Wenn sie auf die Stühle geklettert ist, habe ich hinter ihr gestanden und ihr gezeigt, wie sie rückwärts absteigen kann. Jetzt ist sie so geschickt, dass ich keine Angst mehr habe und sie sich auch kaum noch wehtut», erzählt Birgit, 32, Kommunalbeamtin.

Die Mutter war zunächst ängstlich, hat sich dann aber sehr einfühlend verhalten, sodass das Kind lernen konnte, mit seiner Umgebung geschickt und verantwortungsbewusst umzugehen.

Nehmen Sie sich die Zeit, und lassen Sie Ihr Kind ausprobieren, Treppen herauf- und herunterzukrabbeln. Stellen Sie sich hinter Ihr Baby, und lassen Sie es seine Erfahrungen machen. Zeigen Sie ihm immer wieder, dass es eine Treppe nur rückwärts runterkrabbeln darf, um nicht kopfüber zu fallen.

Kinder, denen man Erfahrungen nicht ermöglicht, können leichter hinunterfallen, wenn sie sich allein auf einer Treppe befinden.

Wenn das Kind das Krabbeln erlernt, fängt es bald an, die aufeinander folgenden Stufen des «Sich-Hinsetzens» zu erlernen, wie im vorigen Kapitel (vgl. S. 147 ff.) beschrieben.

Genauso selbständig erlernt das Kind jetzt, sich aufzurichten und hinzustellen. Es richtet sich mit zunehmender Entwicklung immer stärker gegen die Schwerkraft auf. Zuerst zieht es sich an unserem Körper hoch. Halten Sie Ihr Kind dabei nicht fest, aber schützen Sie es beim Fallen. Es ist gut, wenn das Kind von Anfang an lernt, dass es für sein Gleichgewicht selbst zuständig ist. Es wird sich mit seinen Bewegungen darauf einstellen und vorsichtig sein.

Unterstützen beim Sich-Hinstellen
Wir legen ein Spielzeug auf einen Stuhl. Das Kind krabbelt hin, legt seine Hände auf den Stuhl, stützt sich ab, zieht sich in den Kniestand hoch und stellt sich dann mit beiden Beinen gleichzeitig hin. Es balanciert am Anfang noch unsicher sein Gleichgewicht aus. Mit der Zeit wird

es sicherer und stellt erst ein Bein auf den Boden und dann das andere, um in die aufrechte Haltung zu kommen.

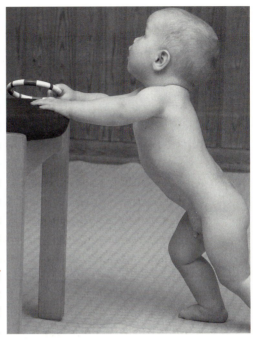

«Stefan hat gelernt, sich hinzustellen. Er zieht sich überall hoch und hält auch sein Gleichgewicht gut. Er schafft es aber nicht, aus dem Stand wieder hinunterzukommen, sondern fängt an zu weinen oder lässt sich einfach nach hinten fallen. Wenn er Glück hat, fällt er auf den Po, und das Windelpack schwächt den Fall ab. Manchmal fällt er aber auch auf den Rücken. Ich stelle mich jetzt ständig hinter ihn, um den Fall abzufangen. Auch wenn er schlafen soll, stellt er sich ins Bett und fängt an zu weinen, wenn er völlig übermüdet ist. Ich lege ihn dann wieder hin. Aber manchmal steht er wieder auf, und das Spiel geht von vorne los», berichtet Eva, 31, technische Zeichnerin.

Für das Kind ist es ein interessantes Spiel, wenn die Mutter hinter ihm steht und es auffängt. Aber seine Eigenverantwortung wird dabei nicht unterstützt.

«Ich habe in dieser Phase immer ein weiches Kissen hinter meinen Sohn gelegt, sodass er sich nicht verletzen konnte, aber trotzdem merkte, dass er selbst einen anderen Weg nach unten finden musste und sich nicht auf mich verlassen konnte», war Annes (27, Laborantin) Lösung.

Es gibt eine Möglichkeit, wie Sie dem Baby helfen können, aus dem Stand wieder in die Knie zu gehen.

Aus dem Stand wieder in die Hocke gelangen

Wenn das Kind sich an unserem Körper zum Stand aufgerichtet hat, reichen wir ihm unsere Hände. Wir lassen sie langsam sinken, sodass das

Kind wieder die Hockstellung erreicht, aus der es wieder auf den Boden gelangt.

1. Variation: Eine andere Möglichkeit ist es, neben das aufrecht stehende Kind einen interessanten Gegenstand auf den Boden zu legen. Manche Kinder können sich von allein aus dem Stand wieder in Hockstellung begeben, um das Spielzeug aufzuheben oder wieder weiterzukrabbeln.

2. Variation: Viele Kinder drücken aber beim Stehen die Kniekehlen so stark durch, dass sie die Knie nicht allein beugen können. Wir geben ihnen Hilfestellung, indem wir mit unseren Fingern die durchgedrückten Knie leicht nach vorn drücken. Das Kind merkt diese Lockerung in den Knien und kniet sich wieder hin. Einige Kinder begreifen das schnell; andere benötigen diese Hilfestellung für längere Zeit.

3. Variation: Probieren Sie selbst einmal Folgendes aus: Stellen Sie sich hin, und drücken Sie Ihre Knie stark durch, wie es die Kinder in diesem Alter oft tun. Sie werden feststellen, dass es schwierig ist, diese starre Haltung aufzugeben und wieder locker in den Kniekehlen zu werden.

Gewichtsverlagerung von einem Fuß auf den anderen

Wenn das Kind an der Couch oder einer Kiste steht, legen wir ein Spielzeug auf die Fläche (ca. 15 cm entfernt). Das Kind versucht, das Spielzeug durch Seitschritte zu erreichen. Es verlagert das Körpergewicht abwechselnd vom einen auf den anderen Fuß.

Auf eine erhöhte Ebene klettern

Jetzt kann das Kind auch auf eine ca. 30 cm hohe Ebene krabbeln. Die Kinder in der PEKiP-Gruppe probieren sich an einem Würfel aus.

Aufstehen an einer glatten Wand

Wenn Ihr Kind gelernt hat, sich z. B. am Stuhl hinzustellen, wird es bald versuchen, an einer glatten Wand aufzustehen. Es krabbelt nah an die Wand, stützt sich daran ab und versucht sich aufzurichten. An der Wand kann es sich nicht festhalten, sondern nur abstützen.

Klettern auf einen Hocker mit Stufen

Wir legen ein Spielzeug auf einen Küchenstuhl mit Stufen. Das Kind richtet sich auf, beugt sich nach vorn. Wenn es Lust hat, wird es sich von uns durch Worte motivieren lassen, auf die einzelnen Stufen zu steigen.

Wichtig ist, dem Baby, wenn nötig, Hilfe zu geben und es vor einem Hinunterfallen zu schützen.

Stehen mit kleiner Hilfe

Wenn das Kind nicht mehr seine gesamte Konzentration für das Ausbalancieren beim Stehen benötigt, reichen wir ihm unsere Hand oder ein Spielzeug. Das Kind lässt sich mit einer Hand los und greift mit dieser nach dem Spielzeug.

Wenn es sich hierbei sicher fühlt, greift es mit beiden Händen und lehnt sich nur noch mit dem Rumpf an.

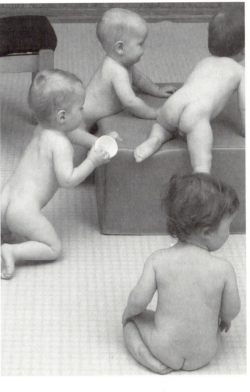

Einige Zeit später wird es kurzzeitig frei stehen. Aus dieser Stellung greift es mit den Händen zum Boden und stützt sich auf.

Manche Kinder laufen in diesem «Bärengang» durch den Raum und richten sich wieder zum Stand auf, indem sie sich mit den Händen vom Boden abstoßen. Diese Art der Fortbewegung wählen Kinder oft, wenn der Untergrund unangenehm zum Krabbeln ist wie z. B. auf Waschbetonplatten.

Ende des dritten Vierteljahres stellen sich schon viele Kinder auf die Füße, wenn sie sich festhalten können. Zuerst stehen sie recht steif, ohne den Rumpf, die Beine und Füße dabei zu bewegen. Nach einiger Zeit, wenn ihre Geschicklichkeit und Sicherheit gewachsen sind, verlagern sie

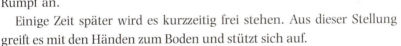

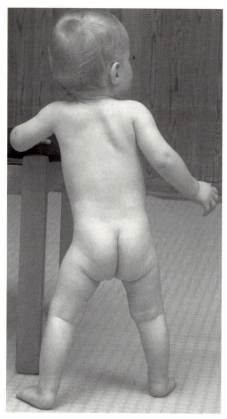

das Körpergewicht vom einen auf den anderen Fuß. Die Kinder machen erste Seitschritte an der Couch entlang. Wenn sie die Seitschritte beherrschen, halten sie sich meist nur noch mit einer Hand fest, drehen sich zur Seite und machen Vorwärtsschritte.

Mit einem Jahr schaffen manche Kinder bereits die ersten unsicheren breitbeinigen Schritte mit erhobenen, weit ausgestreckten Armen, um das Gleichgewicht auszubalancieren.

An einer Hand laufen

Wenn das Kind schon eine Weile erste Vorwärtsschritte macht (es hält z. B. eine Hand an der Wand und macht Vorwärtsschritte), reichen wir ihm eine Hand. Das Kind wird, wenn es entwicklungsmäßig reif dazu ist, mit uns an der Hand durch den Raum laufen. Wir halten unsere Hand in Brusthöhe des Kindes. Dadurch balanciert es das Gleichgewicht selbst gut aus. Ob es die nötige Reife dazu hat, können Sie feststellen, wenn Sie ihm z. B. einen Stock hinhalten. Kinder, für die diese Anregung zu früh ist, setzen sich sofort hin.

Wichtig ist bei diesem Spiel, wie bei vielen anderen, dass wir beide Seiten berücksichtigen, also einmal dem Kind unsere rechte Hand reichen und das andere Mal das Kind links führen.

Erste selbständige Schritte

Wir setzen uns vor das Kind, das sich an einem Möbelstück festhält, auf den Boden und fordern es auf, in unseren Arm zu kommen.

Am Anfang sitzen wir so nah bei dem Kind, dass es nur einen Schritt allein zu gehen braucht. Im Laufe der Zeit vergrößern wir langsam den

Abstand. Das Kind hat viel Freude an diesem Spiel, besonders wenn Vater und Mutter sich gegenübersitzen und es abwechselnd auffordern loszulaufen.

Bei Kindern spielt das Nachahmungslernen eine große Rolle, so auch bei den Bewegungen. In den PEKiP-Gruppen regen sich die Babys schon mit ca. vier bis fünf Monaten gegenseitig an und ahmen sich nach. Als Vorbilder können auch ältere Geschwister oder Erwachsene dienen. Die Kinder weisen oft schon in den ersten Lebensjahren erstaunlich gute motorische Fähigkeiten auf.

Anregungen zum Greifen, Halten, Loslassen und für die Sprache

Die Geschicklichkeit der Hände wird immer besser. Ein gutes Greifen setzt auch Stabilität im Körper voraus, die dafür sorgt, dass die Hände frei bewegt werden können. Das Kind beginnt, sich mit kleinen Dingen, z. B. Fäden, Krümel und Flusen, zu beschäftigen, die es jetzt mit der Spitze des gestreckten Zeigefingers und des Daumens ergreift (Pinzettengriff).

Bis zum Ende des ersten Lebensjahres greifen die meisten Kinder mit rund gebogenem Zeigefinger und Daumen (Zangengriff).

Jetzt sind auch hohle Gegenstände wie Schachteln, Dosen, Becher, Schubladen, die es ausräumt und später vielleicht wieder füllt, sehr interessant. Es spielt gern mit Schlüsseln, die es aus dem Schlüsselloch zieht und später wieder hineinsteckt.

Ende des ersten Lebensjahres beginnt das Kind, unsere Handlungen nachzuahmen. Es wischt mit einem Tuch, kämmt sich die Haare und versucht, so wie die Erwachsenen zu essen.

Gemeinsame Mahlzeiten

An den gemeinsamen Mahlzeiten der Familie sollte das Kind im zweiten Halbjahr immer häufiger teilnehmen, bis es mit einem Jahr regelmäßig am Tisch mit den Eltern isst. In diesem Alter lernt das Kind auch, bis auf wenige Ausnahmen das Gleiche wie die Eltern zu essen. Geben Sie ihm immer nur eine neue Speise, um festzustellen, woran es liegt, wenn Ihr Kind mit Hautausschlag, Bauchweh oder Darmproblemen reagiert. Frühestens drei Tage später gibt es wieder etwas Neues.

Das Kind sitzt am Anfang kurzzeitig, später länger am Esstisch im Hochstuhl. Dadurch befindet es sich auf gleicher Höhe wie die Erwachsenen. Es fühlt sich im Hochstuhl sehr wohl, weil es von hier einen guten Überblick hat. Im vierten Vierteljahr kann es gut seine Brotstückchen allein vom Teller essen. Das Kind sollte nicht länger im Hochstuhl sitzen, als die Mahlzeit dauert, weil Kinder sich bewegen wollen und sollen.

Wir dürfen es auf keinen Fall unbeaufsichtigt im Hochstuhl sitzen lassen, da ein Kind in dieser Entwicklungsphase, besonders ein bewegungsfreudiges, nicht ruhig sitzen bleibt und versucht, aus dem Stuhl zu klettern.

Den Essplatz des Kindes sollten wir so wählen, dass er selbst und das Drumherum leicht zu reinigen sind. Wenn Sie einen Teppichboden unter Ihrem Essplatz haben, legen Sie Plastikfolie oder Zeitungspapier so weit aus, wie Ihr Kind kleckern könnte. Lassen Sie das Kind seinen Löffel selber füllen und ihn zum Mund führen. Am Anfang wird viel danebengehen, aber durch Üben wird es das bald lernen.

> **Goldene Essensregel: Häufige Zurechtweisung verdirbt den Appetit!**

Wenn wir Kinder zwingen, ihren Teller leer zu essen, verlieren sie das natürliche Gefühl für Hunger und Sattsein.

Kinder in diesem Alter matschen gern. Sie werden es am Anfang auch mit dem Essen machen. Sie probieren beispielsweise, ob der Kakao den Tisch hinunterfließt und ob es beim Brei genauso ist. Brei fühlt sich anders an als Kakao. Alles, was die Kinder sehen, wollen sie intensiver entdecken, befühlen und begreifen. Reis fühlt sich anders an als Käse. Butter ist ganz weich und glitschig, wenn sie zwischen den Fingern zerdrückt wird.

Spielt das Kind allerdings nur noch mit dem Essen herum, räumen Sie ab, denn es scheint keinen Hunger mehr zu haben.

Kinder brauchen kein besonders gebogenes Besteck. Sie lernen das Essen gern mit ähnlichem Besteck, wie wir es benutzen. Auch mit Tassen und Bechern lernen Kinder schnell behutsam umzugehen, wenn sie selbständig Erfahrungen hiermit sammeln dürfen. Einfacher ist es natürlich, den Kindern eine Lerntasse zu geben. Wenn Ihr Kind das Trinken mit ihr gut beherrscht, ist ein Becher ohne Aufsatz gefragt.

«Ich habe die Erfahrung gemacht, dass es meiner Tochter sehr schwer fiel, die Tasse vom Tisch gerade nach unten zu nehmen und noch nicht sofort in Schrägstellung zum Mund zu führen. Sie konnte die Tasse ja gar nicht richtig sehen. Ich stelle ihre Tasse jetzt immer auf einen bestimmten Stuhl, und sie trinkt, ohne zu kleckern, weil sie den Inhalt sieht und die Tasse dementsprechend halten kann» (Dana, 32, Buchhändlerin).

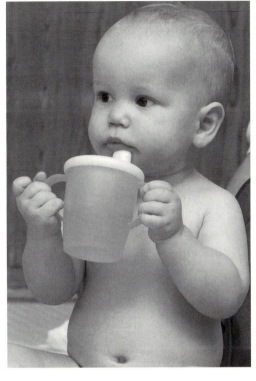

Das Kind beobachtet die Mutter. Sie schüttet Milch aus der Flasche in die Tasse. Das Kind nimmt die Milchflasche, will es der Mutter gleichtun und schüttet die Milch aus. Die Mutter darf schütten, es selber nicht, obwohl es doch nur die Mutter nachahmen wollte. Erklären Sie Ihrem Kind den Zusammenhang, und schütten Sie gemeinsam mit ihm die Milch in die Tasse.

Die Kinder ahmen die Erwachsenen gern nach und werden sicherlich irgendwann, wenn sie den entsprechenden Reifegrad erreicht haben, ordentlich und richtig bei Tisch sitzen und essen.

> **Das Kind beteiligt sich gern an allem, was wir tun, und will ein nützliches Mitglied in unserer Gemeinschaft werden.**

Auch beim An- und Ausziehen kann sich das Kind immer stärker beteiligen, wenn wir dabei mit ihm sprechen, etwa: «Reich mir mal deinen

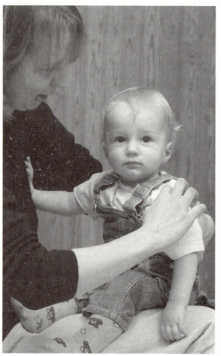

Arm, damit ich dir den Pullover anziehen kann.» Das Kind lässt sich jetzt lieber im Sitzen oder Stehen anziehen.

«Als ich Obst einkochte, gab ich meinem Sohn Thomas die Einmachringe zum Spielen. Ich beachtete ihn nicht mehr, da er sich gut allein beschäftigte. Später, als ich durch die Wohnung ging, stellte ich fest, dass er an jede Türklinke von innen und außen einen Gummiring gehängt hatte. Nicht eine Tür hatte er vergessen, sogar die Wohnungstür hatte von außen einen Gummiring auf dem Knauf. Ich finde diese Kreativität toll. Mich haben aber auch seine Konzentration und Ausdauer stark beeindruckt» (Liesel, 31, Sozialarbeiterin).

> Es ist für die Entwicklung des Kindes wichtig,
>   dass es mit den Dingen frei hantieren darf,
>   dass es die Aktivitäten seiner Umwelt beobachten und imitieren kann,
>   dass Sie ihm eventuell zeigen, wozu Sie die einzelnen Dinge benutzen.
> Es gilt aber auch: Was wir einem Kind beibringen, kann es nicht mehr selbst lernen.

Seien Sie nicht überrascht, wenn Ihr Kind die Klobürste nimmt, um damit die Töpfe zu säubern. Es hat nämlich vorher gesehen, dass Sie damit die Toilette gesäubert haben. Den «feinen» Unterschied, welche Bürste wofür benutzt wird, lernt es erst im Laufe der Zeit.

Sicherlich geraten Sie bei den Aktivitäten Ihres Kindes auch manchmal an die Grenzen Ihrer Belastbarkeit. Ihr Kind nimmt keinen Schaden, wenn es merkt, dass Sie nicht mit allen seinen Handlungen einverstanden sind und sich dann ärgern. Kinder müssen auch Grenzen erfahren. Manche werden sie verstehen lernen, andere müssen sie einfach akzeptieren.

Mit Gebrauchsgegenständen hantieren

Das Kind äußert jetzt lebhaftes Interesse an allen Gebrauchsgegenständen. Wenn diese nicht zerbrechlich oder aus anderen Gründen gefährlich sind wie z. B. Messer, Schere und Gabel, sollten wir sie ihm als Spielzeug überlassen, z. B. Löffel, Töpfe, leere Dosen und Deckel.

Jeder Gegenstand braucht eine andere «Behandlung»: Einen Löffel umfasst man ganz, Töpfe hält man von außen mit beiden Händen fest. Kleine Dosen kann man mit Daumen und Zeigefinger hochheben.

Diese Gegenstände sind jetzt viel interessanter als «richtiges» Spielzeug. Das Kind versucht, auf die verschiedenen Gegenstände einzuwirken. Es probiert, einen Topf in einen anderen zu stellen oder den Deckel auf den Topf zu tun. Mit einem Löffel macht es Lärm, indem es auf den Topf schlägt. Vielfach hat es große Freude dabei und versteht nicht, dass wir uns ärgern, statt seine Freude zu teilen.

Lassen Sie das Kind all diese Dinge ausprobieren, denn seine Phantasie entwickelt sich bei diesen Spielen. Durch den Lärm reagiert es gleichzeitig Spannungen ab, wenn es lange ruhig im Hause gespielt hat.

Neben den freien Möglichkeiten des Spiels können wir ihm aber auch zeigen und erklären, wozu wir die einzelnen Dinge benötigen bzw. was wir mit ihnen tun. Dies lernt das Kind auch, wenn wir ihm oft die Möglichkeit bieten, uns bei unserer Arbeit zu beobachten. Selbst wenn Ihr Kind ein Zimmer hat, in dem es ohne Gefahr spielen kann, möchte es in diesem Alter lieber bei Ihnen sein. Es genießt die Nähe zu seiner Bezugsperson, beobachtet sie gern bei der Arbeit, schaut sich dabei unsere Handlungen ab und macht sie nach. Durch Anerkennung werden das Nachahmen und die Erinnerung daran gestärkt.

Lassen Sie Ihr Kind viel mit den Dingen des alltäglichen Lebens spielen, aber achten Sie darauf, dass es sich nicht verletzt.
In Ihrem Haushalt gibt es bestimmt viele Materialien, mit denen das Kind spielen kann: leere Plastikflaschen, Schraubdosen, Schachteln ... Versuchen Sie mal, alles im Haushalt wie das Kind zu hören, zu sehen und zu fühlen. Sie werden vieles entdecken, womit Ihr Kind gern spielt.

Benennen von Gegenständen

Damit das Kind den Unterschied zwischen verschiedenen Gegenständen wie Löffel, Dose und Becher lernt, benennen wir die Dinge. Wir können uns an den Tisch setzen und sagen: «Hier ist der Löffel. Ich lege den Löffel in die Dose.» Sie führen einfache Tätigkeiten aus, die sie auch mit einfachen Worten begleiten. Genauso sprechen wir bei gemeinsamen Tätigkeiten und beim Spiel mit dem Kind. Später fordern wir es auch zu bestimmten Tätigkeiten auf. «Gib mir mal den Löffel.»

Papier zerreißen

Wir geben dem Kind Papier wie z. B. eine alte Illustrierte. Es wird sich die Bilder angucken, die Seiten behutsam umblättern und irgendwann anfangen, das Papier zu zerknüllen und zu zerreißen. Das fühlt sich interessant an und raschelt schön.

Gefäße mit Wasser füllen

In der Badewanne geben wir dem Kind verschiedene Becher. Es füllt einen mit Wasser und schüttet es dann in ein anderes Gefäß. Dieses Spiel wiederholt es immer wieder mit wachsender Begeisterung. Ermöglichen Sie dem Kind, bei vielen Gelegenheiten mit Wasser zu spielen.

Schüsseln ein- und ausräumen

Füllen Sie in eine Plastikschüssel Wäscheklammern. Am Anfang wird das Kind den Inhalt einfach ausschütten. Danach wird es die Wäscheklammern einzeln herausnehmen und nach einiger Zeit vielleicht wieder zurücklegen. Diese Fähigkeiten werden alle nacheinander gelernt. Lassen Sie Ihr Kind mit den Wäscheklammern nicht allein spielen. Es kann sich ein Stück Haut einklemmen.

Sie können in die Schüssel auch einige Löffel geben. Schauen Sie mal, wie differenziert das Kind die Löffel hält, die es aus dem Topf geholt hat.

Schlüssel ausprobieren

Das Kind interessiert sich jetzt vielleicht besonders für Schlüssel. Überlassen Sie ihm eine Schublade mit Schloss und Schlüssel.

Zuerst wird es den Schlüssel immer wieder aus dem Schloss ziehen. Im Laufe der Zeit lernt es, ihn wieder hineinzustecken, und nach dem ersten Lebensjahr wird es versuchen, mit dem Schlüssel die Schublade auf- und abzuschließen.

Kochlöffel greifen

Im zweiten Halbjahr beginnt das Kind auch, seine Hand der Lage der Gegenstände anzupassen.

Beobachten Sie die Hand Ihres Kindes, wenn Sie ihm einen Kochlöffel reichen.

Wenn Sie den Kochlöffel anders (senkrecht/waagerecht/schräg) halten, wird das Kind seine Hand unterschiedlich drehen, um sie dem Gegenstand anzupassen. Es dreht die geöffnete Hand schon vorher, sodass es den Gegenstand gut fassen kann.

Zwei Bauklötze aufeinander stellen

Für uns Erwachsene erscheint es einfach und natürlich, Gegenstände aufeinander zu legen. Für das Kind ist das aber eine sehr komplizierte Handlung und verlangt eine gute Koordination, die es meistens erst am Ende des vierten Vierteljahres erlernt.

Das Kind lernt,
1. die Hand, die den Gegenstand hält, mit Genauigkeit zum bestimmten Ziel zu führen (z. B. zu einem anderen Bauklotz, der auf dem Boden liegt);
2. die Hand, die den Gegenstand hält, so zu drehen, dass er auf den anderen Gegenstand passt;

3. die Bewegung anzuhalten, wenn der Bauklotz sich über dem anderen befindet;
4. die Hand zur richtigen Zeit zu öffnen und den Bauklotz loszulassen;
5. die Hand zurückzuziehen, ohne den Bauklotz zu berühren.

Jede dieser einzelnen Handlungen ist sehr anspruchsvoll. Das Kind übt sie immer wieder, bis es alle fünf Schritte sicher beherrscht.

Einen Gegenstand in eine Öffnung werfen

Schneiden Sie in einen kleinen Karton ein Loch, in das die Bauklötze oder andere Spielsachen Ihres Kindes hineinpassen.

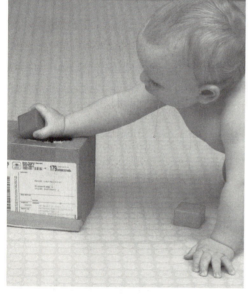

Zeigen Sie dem Kind, wie Sie die Dinge hineinwerfen, und fordern Sie es auf, es Ihnen nachzumachen.

Das Kind hält den Gegenstand über die Öffnung. Es lässt ihn aber oft nicht los, weil es das Loslassen noch nicht beherrscht oder es sich nicht von dem Spielzeug trennen möchte. Ermuntern Sie es loszulassen, aber überlassen Sie ihm die Entscheidung.

Eines Tages wird es Freude daran haben, die Dinge in den Karton zu werfen. Achten Sie darauf, dass Sie dem Kind die Bauklötze nicht nur immer in eine Hand reichen.

Einen Stab in ein Loch stecken

Wir geben dem Kind eine Plastikflasche und eine Wäscheklammer. Zuerst warten wir ab, was das Kind mit der Klammer macht. Später können wir ihm zeigen, wie es sie in das Loch steckt.

Die Schwierigkeit ist, dass das Kind die Klammer am Ende anfassen und dann mit dem anderen Ende in das Loch zielen und die Klammer senkrecht über die Oberseite der Öffnung halten muss. Es ist viel Ausprobieren erforderlich, bis dieses Spiel beherrscht wird.

Gegenstände in dafür geformte Öffnungen werfen

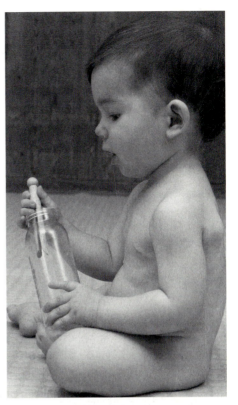

Wir erweitern das vorletzte Spiel, indem wir in Kartondeckel verschieden geformte Öffnungen für quadratische, rechteckige oder runde Bauklötze schneiden.

Schneiden Sie zuerst ein rundes Loch. Dieses mit runden Bauklötzen zu füllen ist am leichtesten.

Bei diesem Angebot lassen Sie Ihr Kind frei hantieren und ausprobieren. Unterstützen Sie es mit Worten, wenn es selber ungeduldig wird. Drängen Sie aber nicht auf ein schnelles und richtiges Ergebnis. Irgendwann begreift das Kind die Logik des Einsteckens.

Es macht den Kindern auch Freude, einfach mit einem oder mehreren Bauklötzen in dem Karton Krach zu machen.

Gegenstände ineinander stellen

Das Kind interessiert sich im vierten Vierteljahr besonders für hohle Gegenstände. Es dringt in dieser Phase in hohle Gegenstände ein, indem es seine Finger und Hände in Schachteln und Dosen steckt.

Dieses Interesse beweist, dass das Kind sich jetzt auch – nach Länge und Breite – mit der dritten Dimension, der Tiefe, auseinander setzt. Wir geben dem Kind runde Schüsseln. Das Kind versucht, sie ineinander zu stellen, gleich große (Joghurt-)Becher lassen sich leicht ineinander stellen.

Wenn wir dem Kind zwei unterschiedlich große Schüsseln geben, kann

Anregungen zum Greifen, Halten, Loslassen

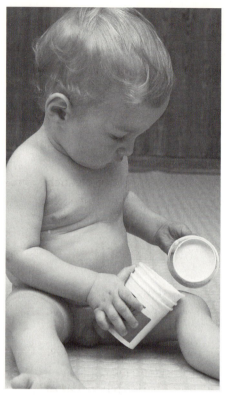

es nur die kleine in die große Schüssel stellen, aber nicht umgekehrt. Hat es verschieden große Hohlwürfel, macht es die Erfahrung, dass diese nicht nur der Größe nach zu ordnen sind, sondern es müssen auch die parallelen Seitenwände ineinander geschoben werden. Um die Würfel ineinander zu stellen, müssen die Hände unsymmetrisch arbeiten. Eine Hand macht eine Hilfsbewegung, während die andere die Hauptbewegung ausführt. Die eine Hand hält den größeren Becher, die andere steckt den kleineren hinein.

Dabei ist es grundsätzlich egal, ob Ihr Kind mit seiner rechten oder linken Hand die anspruchsvollere Hauptbewegung ausführt. Schulkinder, die mit der linken Hand schreiben, werden heute nicht mehr auf die rechte Hand umgewöhnt. Eine «Umorientierung» erfordert nämlich sehr viel Energie und wird vielfach vom Kind abgewehrt bis hin zu Lese- und Rechtschreibschwäche. Heute werden sogar erwachsene Linkshänder, die mit der rechten Hand schreiben, ermutigt, die linke zu nehmen. Die Schrift wird hinterher flüssiger.

> **Regen Sie Ihr Kind zu differenzierten Bewegungen an; es sollte dabei selbst entscheiden, welche Hand es für die Lösung verschiedener Aufgaben einsetzt.**

Spielen mit leeren Kartons

Kartons eignen sich, um das Kind mit der Tiefe vertraut zu machen. Es greift in den Karton, füllt ihn, nimmt Dinge heraus, es stülpt sich den Karton über den Kopf, stellt und setzt sich irgendwann hinein.

Besondere Freude hat Ihr Kind, wenn Sie es in dem Karton durch den Raum schieben. Es wird ihm auch gefallen, wenn Sie eine Schnur an den Karton binden. Das Kind holt den Karton zu sich heran und wird ihn hinter sich herziehen, wenn es sicher im Laufen geworden ist.

Mit zerbrechlichen Gegenständen vertraut werden

Das Kind lernt in diesem Alter, mit verschiedenen Gegenständen auch unterschiedlich umzugehen. Ein Ball wird geworfen. Eine Tasse stellt man vorsichtig hin. Kinder sind glücklich, wenn sie mit Dingen spielen dürfen, die Erwachsene benutzen.

Zusammenfassend kann man sagen:
- → Mit fünf Monaten freut sich das Kind, unterschiedliche Dinge berühren, anfassen und begreifen zu dürfen. Das ist die Zeit der unspezifischen Dingbehandlung.
- → Danach behandelt es die Dinge entsprechend seiner eigenen Möglichkeiten und Fähigkeiten – spezifische Dingbehandlung.
- → Im vierten Vierteljahr fängt es dann oft an, mit den Dingen das zu tun, was Erwachsene machen – sozialisierte Dingbehandlung.

Geben und nehmen

Wir halten dem Kind ein Spielzeug hin, benennen es und sagen: «Bitte schön.» Das Kind nimmt es. Wenn wir es auffordern, es uns zurückzugeben, hält es uns mit zunehmendem Alter das Spielzeug hin. Am Anfang zieht es die Hand wieder zurück. Mit ca. 10 Monaten lernt es, das Spielzeug auch loszulassen. Es ist eine enorme intellektuelle Leistung, das Spielzeug willentlich loszulassen und uns zu übergeben. Wir bedanken uns und geben es wieder zurück. Dieses Spiel wollen die Kinder oft wiederholen. Sie lernen dabei, dass sie Dinge weggeben können, sie aber auch wieder zurückbekommen. Wenn wir das Spiel mit «Bitte» und «Danke» begleiten, ist es für das Kind besonders interessant.

Ringe, durchbohrte Kugeln, Scheiben oder Würfel auf einen Stab stecken

Wir halten dem Kind einen langstieligen Rührlöffel hin, auf den es beispielsweise Gardinenringe aufstecken kann.

Später spielt das Kind allein, indem es die Ringe, durchbohrten Scheiben, Kugeln oder Würfel auf einen Stab steckt.

Dabei entdeckt das Kind, dass es mehrere Gegenstände zu einem verbinden kann, und umgekehrt, dass man manche Gegenstände in mehrere Teile zerlegen kann, ohne dass der Gegenstand kaputtgeht.

Das ist der Beginn von Konstruktionsspielen.

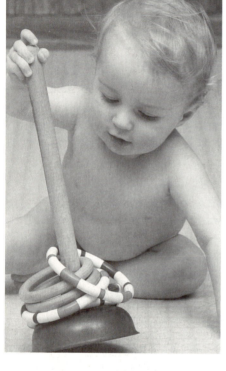

Mit Bauklötzen bauen

Kinder beginnen zunächst damit, eindimensionale Gebilde zu bauen. Sie legen die Bauklötze nicht nur aufeinander, sondern auch aneinander.

Oft stellen die Kinder alle Stühle der Wohnung oder Flaschen, die sie finden, oder andere Dinge hintereinander. Das Kind erwirbt dabei – natürlich ohne dass ihm dies bewusst ist – erste praktische Erfahrungen in der Geometrie und Physik und erlebt das Zusammenspiel von Ursache und Wirkung. Wenn es sich beispielsweise mit dem Bauklotz auf den Finger haut, tut es weh. Mit einem Tuch nicht.

Spielen mit Sand

Geben Sie Ihrem Kind die Möglichkeit, mit Sand Erfahrungen zu sammeln. Sand verhält sich anders als die Gegenstände, die das Kind bisher kennt. Wenn er trocken ist, rinnt er durch die Finger. Nasser Sand klebt.

Wenn das Kind Formen mit Sand füllt, sammelt es weitere Erfahrungen mit Konstruktionsspielen.

Nachahmen

Im letzten Vierteljahr ahmt das Kind mit Vorliebe nach, was andere machen.

Machen Sie «winke, winke», wenn Sie fortgehen. Singen Sie mit Ihrem Kind Lieder wie «Backe, backe Kuchen», bei dem Sie und vielleicht auch Ihr Kind in die Hände klatschen, oder singen Sie andere Spiellieder, bei denen Sie Ihre Mimik oder Gestik verändern. Kinder freuen sich, wenn sie Lieder oder Fingerspiele wieder erkennen, und möchten sie immer wieder hören.

Manche Kinder machen gern mit, andere freuen sich, wenn der Erwachsene ihnen etwas vormacht, wollen es selber aber noch nicht nachahmen.

Jetzt ist auch ein guter Zeitpunkt, das Kind intensiver an seiner eigenen Körperpflege zu beteiligen. Wir kaufen eine Kinderzahnbürste und lassen es seine ersten Zähne putzen, wenn wir unsere Zähne putzen. Wir geben dem Kind den Waschlappen, damit es sich sein Gesicht waschen

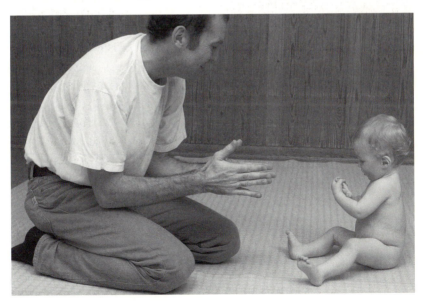

Anregungen zum Greifen, Halten, Loslassen

kann. Und beim Anziehen beteiligen wir es immer mehr, freuen uns und loben das Kind, wenn es etwas selbständig schafft.

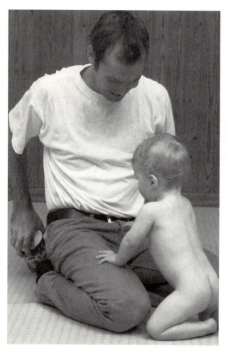 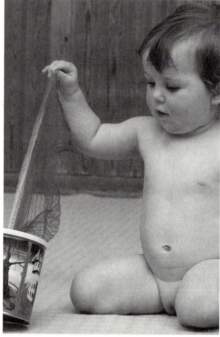

 Versteckspiele
Wenn wir mit dem Kind auf dem Boden sitzen, lassen wir Spielzeug unter einem Tuch, einer Schüssel, einem Kissen, hinter einem Tischbein oder hinter uns verschwinden. Unser Kind wird sich das Spielzeug wiederholen, wenn es die Logik dieses Spiels verstanden hat.

 Tuch aus einer Dose ziehen
Wir schneiden ein Loch in den Deckel einer Dose und lassen das Ende eines Bandes oder eines Tuches rausgucken. Das Kind zieht an dem Tuch. Das Mädchen auf dem Foto hat Freude daran, das Tuch immer wieder neu anzufassen, um es in seiner gesamten Länge rauszuziehen.

Kritzeln mit einem Stift

Geben Sie Ihrem Kind einen Stift und ein großes Stück Papier, und lassen Sie es unter Ihrer Aufsicht malen.

Ende des ersten Lebensjahres beginnt auch das «Werkzeugdenken», dass man Spielzeug z. B. an einer Schnur herbeiziehen kann. Wenn man eine Tischdecke herunterzieht, kann man die Dinge erreichen, die darauf standen. Diese Zusammenhänge zu erkennen und entsprechend zu reagieren erfordert ein hohes Maß an Konzentration und Integration der Sinne.

Worte wiederholen und variieren

Beobachten Sie mal, welche Laute Ihr Kind jetzt von sich gibt. Es benutzt schon bestimmte Laute, um Sie zu beeinflussen und eventuell auch Gefühle und Bedürfnisse mitzuteilen wie z. B. «Mamamama, dadada».

In der Sprachentwicklung differenzieren sich die Lautäußerungen weiter. Manche Laute verschwinden für eine Weile, weil Ihr Kind z. B. in der Motorik etwas Neues lernt und damit stark beschäftigt ist. Auch Krankheiten führen dazu, dass Bewegungen und Laute erst nach einiger Zeit wieder auftauchen und sich dann differenzieren.

Lange bevor das Kind zu sprechen anfängt, versteht es uns. Es versteht durch die Betonung unserer Worte und durch die entsprechende Mimik und Gestik, worum es geht. In seinen ersten Lebensmonaten versteht das Kind die Sprache nur in den jeweiligen Zusammenhängen. Wenn wir in der Küche am Tisch sitzen, weiß es, was wir von ihm wollen, wenn wir sagen, dass es den Mund aufmachen soll. Beim Kind unter einem Jahr gehören Situation, Gestik und Mimik noch zu den Worten, um deren Inhalt zu verstehen.

Sprechen Sie viel und oft mit Ihrem Kind!

Wählen Sie dabei einfache Sätze. Vermeiden Sie Verniedlichungen. Mit zunehmendem Alter wird Ihr Kind den Sinn Ihrer Worte immer besser verstehen.

Wenn wir den Lauten, die unser Kind hervorbringt, einen Sinn geben, fördern wir damit seine Sprachentwicklung und unterstützen es dabei, seine Laute bestimmten Begriffen zuzuordnen.

1. Verstehen, was das Wort bedeutet, z. B. dass der Hund wauwau macht. Es lernt nur dann, dass der Hund wau macht, wenn es weiß, was ein Hund ist, ihn also auf einem Bild erkennt.
2. Wörter werden aus Silben geformt, die das Kind schon aussprechen kann.
3. Die ersten aktiven Wörter bezeichnen meistens das, wozu ein Kind eine enge Beziehung hat, wie Personen oder Tiere im Haushalt.
4. Die beste Anfangsmethode ist, das Aussprechen bestimmter Silben zum Wort werden zu lassen. Die Mutter freut sich, wenn das Kind «Mama» sagt.

«Anke saß in ihrem Sportwagen und schaute beim Spazierengehen auf die Häuser und sagte immer wieder: ‹Dulda.› Ich fragte sie, ob sie die Häuser meinte. Das war es nicht. Trotz Bemühens kam ich nicht dahinter, was Dulda war.

Später stand sie zu Hause am Fenster, schaute hinaus und sagte wieder deutlich ‹Dulda›. Ich stellte mich neben sie und schaute in die gleiche Richtung und erkannte, dass sie wohl die Antennen auf den Häusern meinte. Ich nahm Anke mit in einen anderen Raum, schaute mit ihr aus dem Fenster, zeigte auf eine Antenne und sagte selber ‹Dulda›. Sie strahlte und freute sich, dass ich sie endlich verstanden hatte. Antennen blieben bei uns noch lange Zeit ‹Dulda› (Liesel, 31, Sozialarbeiterin).

Andere Laute werden von den Erwachsenen Dingen und Tätigkeiten zugeordnet, wie z. B. «heia» für Schlafen und «ham-ham» für Essen. Das Kind versteht diese Worte bald und wird sie entsprechend zuordnen oder sie seinem Sprachvermögen entsprechend verändern.

Zunächst ist diese Form der Sprache angemessen. Mit zunehmendem Alter der Kinder sprechen wir die «Babyworte» zusammen mit den richtigen Begriffen aus, sodass das Kind auch die richtigen Begriffe lernt, z. B.: «Ja, der Hund bellt, er macht wau, wau.»

Bilderbuch betrachten

Zeigen Sie Ihrem Kind ein Bilderbuch. Erzählen Sie ihm etwas zu den Dingen, bellen Sie wie der Hund oder brummen Sie wie das Auto. Bald wird Ihr Kind das auch nachmachen können.

Auf jeder Seite des Buches sollte möglichst nur ein Gegenstand abgebildet sein. Die Abbildungen sollten einfach und mit klaren Farben gemalt sein und Dinge zeigen, die das Kind aus seiner Umgebung kennt, wie einen Stuhl, ein Haus, einen Hund oder einen Apfel.

Die ersten Bilderbücher sollten keine scharfen Kanten haben, aus Plastik, dicker Pappe oder Holz sein, da das Kind sie auch mit dem Mund fühlen und untersuchen will. Die Kinder nehmen auch in diesem Alter noch gern die Gegenstände in den Mund, um sie mit ihrem Geschmacks- und Tastsinn zu begreifen.

Kleine Dinge greifen

Halten Sie einzelne Erbsen oder Maiskörner auf Ihrer flachen Hand. Das Kind ergreift sie mit seinen Fingern im Pinzetten- oder Zangengriff. Wenn es die Erbse in den Mund stecken will, erklären Sie, dass Sie das nicht wollen. Das Kind auf dem Foto steckt die Maiskörner mit höchster Konzentration in die bereitgehaltene Knopfdose.

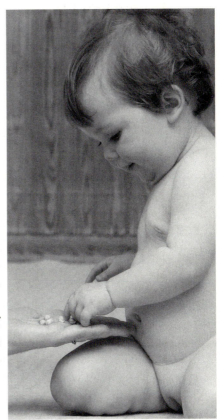

Vorschau auf das zweite Lebensjahr

Nachdem das Kind seine ersten selbständigen Schritte gemacht hat, braucht es noch lange, um das Gehen zu vervollkommnen. Lassen Sie Ihr Kind in großen Räumen oder draußen auf großen freien Flächen möglichst viel laufen.

Jetzt braucht Ihr Kind auch Schuhe. Der richtige Zeitpunkt dafür ist dann gekommen, wenn es draußen zu laufen beginnt. Die Schuhe schützen vor Kälte, Nässe, Schmutz und Verletzungen. Beobachten Sie einmal die Füße Ihres Kindes beim Laufen. Sie balancieren Unebenheiten aus, rollen beim Aufwärtsgehen ab und bewegen die Zehen bei jeder Fußbewegung. Durch zu frühes Tragen von Schuhen hindern wir es, seine Füße umfassend auszuprobieren.

Beim Schuhkauf müssen die genaue Fußgröße und Fußbreite gemessen werden. Ein in alle Richtungen beweglicher Schuh und eine nachgiebige Schuhsohle lassen beim Abrollen die für das Laufen nötige Reaktionsfähigkeit des Fußes zu.

Achten Sie darauf, dass Ihr Kind keine zu kleinen Schuhe trägt. Schuhe sollten nicht «vererbt» werden, da jeder Fuß in einem Schuh sich sein eigenes Bett baut. Auch wenn es teuer ist: Ihr Kind braucht gut sitzende Schuhe, damit es später keine Fußschäden erleidet.

Wenn Hindernisse den Weg erschweren, machen Sie Ihr Kind am Anfang darauf aufmerksam und warten ab, wie es die Probleme lösen wird. Greifen Sie möglichst nur ein, wenn Ihr Kind in Verletzungsgefahr gerät oder die Situation, in die es sich gebracht hat, nicht mehr durchschaut und sich ängstigt.

- → «*Übermuttern*» Sie Ihr Kind nicht, indem Sie ihm die Hindernisse aus dem Weg räumen, sondern geben Sie ihm zunächst die Chance, selbst nach Lösungen zu suchen.
- → *Überfordern* Sie Ihr Kind aber auch nicht. Geben Sie ihm Hilfestellung, wenn es sie benötigt und danach verlangt.

Das Kind lernt im zweiten Lebensjahr, über Hindernisse zu steigen, gegen einen Ball zu treten, auf unebenem Boden zu gehen, Gegenstände beim Laufen zu tragen oder etwas hinter sich herzuziehen.

Lassen Sie dem Kind viel Zeit bei seinen Erkundungen, auch wenn es immer wieder stehen bleibt oder den Weg wieder zurückgeht.

Wenn Sie beispielsweise im Herbst mit Ihrem Kind einen Waldspaziergang machen, lassen Sie es im Laub spielen. Sie werden sich freuen, welche Ausdauer Ihr Kind bei der Beschäftigung mit den heruntergefallenen Blättern hat.

Ein Kind, das noch nicht läuft, können wir ins Laub setzen. Die meisten Kinder fühlen sich dabei wohl und spielen. Wenn Ihr Kind eher ängstlich ist, setzen Sie sich zu ihm und spielen Sie gemeinsam.

Auch im zweiten Lebensjahr ist es für Kinder wichtig und anregend, Kontakte zu Gleichaltrigen zu haben, um miteinander zu spielen, voneinander zu lernen und Freude miteinander zu haben.

Wenn Ihr Kind sich noch nicht gern von Ihnen trennt, lassen Sie es in Ihrer Nähe. Je forcierter Sie versuchen, Trennungen herbeizuführen, desto stärker wird es sich an Sie klammern.

Irgendwann wird sich das Kind bereitwillig, wenn auch nur für kurze Zeit, von Ihnen lösen. Dieser Augenblick tritt früher ein, wenn das Kind das Gefühl hat, dass die Trennung sinnvoll ist und dass Sie es nicht los sein wollen.

In den ersten Jahren ist für viele Kinder ein ständiger Kontakt zu vertrauten Personen äußerst wichtig.

Viele Anregungen für die Zeit nach dem ersten Lebensjahr finden Sie in meinem Buch: Kleine Kinder entdecken die Welt.

> **Wenn ein Kind klein ist, lass es wurzeln,
> wenn es groß ist, lass es fliegen.**

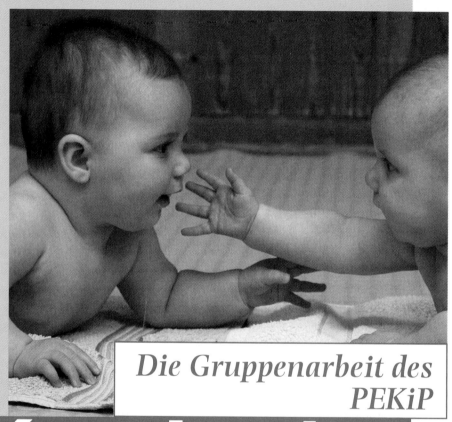

Die Gruppenarbeit des PEKiP

Kapitel 4

Was die Gruppe den Eltern gibt

Das PEKiP wird als gruppenpädagogische Arbeit für Eltern mit ihren Kindern im ersten Lebensjahr angeboten. Die Gruppen finden Sie in den verschiedensten Institutionen wie Familienbildungsstätten, Volkshochschulen, ev. und kath. Kirchengemeinden, Kreisverbänden des Roten Kreuzes (DRK), der Arbeiterwohlfahrt (AWO), des Paritätischen Wohlfahrtsverbandes (DPWV), in Bürgerzentren, beim Kinderschutzbund, in Geburtszentren, Hebammenpraxen, Krankenhäusern, bei Krankenkassen, in Frühförderstellen und manchmal von privat angeboten. Die Durchführung der Kurse liegt in der Hand von PEKiP-Gruppenleiterinnen, das sind Menschen aus sozialpädagogischen Berufen, die eine qualifizierte Fortbildung absolviert haben.

Eine PEKiP-Gruppe umfasst sowohl die Spielsituation als auch einen Gesprächskreis der Erwachsenen. Die Gruppeninhalte orientieren sich an den PEKiP-Anregungen und Bedürfnissen der Kinder und Eltern.

Im Rahmen einer PEKiP-Gruppe haben junge Familien frühzeitig Gelegenheit, Kontakte zu anderen aufzubauen, die sich in einer vergleichbaren Lebenssituation befinden.

Ingrid H., 24 Jahre, bis zur Geburt ihres Kindes berufstätig, erzählt:
«Nachdem unsere Katharina geboren war, fühlten mein Mann und ich uns sehr isoliert. Unsere Bekannten hatten alle keine Kinder und verstanden uns überhaupt nicht. Die Verwandten wohnen alle weit weg.
In der PEKiP-Gruppe lernte ich dann Frauen in gleicher Situation kennen, und an den Elternabenden kamen auch die Männer hinzu. Wir haben uns jetzt mit zwei Paaren richtig angefreundet.»

Ausgangspunkte der Gruppenarbeit sind neben den Anregungen in jedem Fall die konkreten, praktischen Alltagsfragen der Teilnehmerinnen wie Ernährung, Schlafen und Entwicklung. Die Eltern haben in der Gruppe die Möglichkeit, Neues zu lernen und es zu Hause auszuprobieren, Konfliktlösungen können übertragen werden. So erfahren sie z. B., dass die Bauchlage auf ein waches Kind bewegungsfördernd wirkt.

Angelika M., 34 Jahre, verheiratet, ein Kind, erzählt: «Ich hatte mich fast nicht getraut, in die PEKiP-Gruppe zu gehen, da mein Sohn sehr viel weint. Das nervt mich gewaltig. Die PEKiP-Gruppenleiterin zeigte Verständnis und meinte, dass Philip in der fremden Umgebung vielleicht ab-

gelenkt und dadurch ruhiger wird. Und wenn nicht, sei das auch nicht schlimm. Als ich meinen leicht jammernden Sohn in dem warmen Raum auszog, merkte ich, wie er sich entspannte und kräftig mit den Beinen strampelte. Das Knatschen hörte auf. Manchmal schreit er immer noch. Das ist aber für die anderen Teilnehmer und die Gruppenleiterin o.k. Zu Hause habe ich mir einen zusätzlichen Heizofen angeschafft und ziehe Philip nachmittags, wenn seine Knatschzeit anfängt, aus. Ich spiele mit ihm. Das Jammern ist weniger geworden.»

In den PEKiP-Gruppen herrscht vorwiegend eine offene, vertrauensvolle, gelassene Atmosphäre, die den Kontakt der Teilnehmerinnen miteinander intensiviert. Im Vordergrund stehen Fragen der Kindererziehung. Es werden Schwierigkeiten besprochen, Ängste und fehlendes Selbstvertrauen können aufgefangen werden. Empfindlichkeiten und Schuldgefühle werden vielfach abgebaut oder verringert.

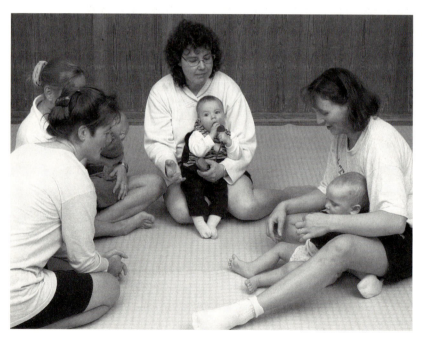

Claudia S., verheiratet, 30 Jahre, erstes Kind, erzählt: «*Meine Tochter Clara hat sehr starke Schwierigkeiten mit Blähungen. Ich frage mich, warum das bei ihr so besonders stark ist. Manchmal glaube ich, dass es daran liegt, dass sie nicht direkt nach der Geburt an meiner Brust nuckeln durfte. Sie wurde auf eine Ablage gelegt, auf der sie bestimmt kalt geworden ist. Ich habe mich irgendwie nicht durchgesetzt – ich weiß nicht warum –, um sie saugen zu lassen.*»

Solche Gefühle in der Gruppe auszusprechen, erleichtert häufig die Mütter. So erzählt eine andere Mutter, dass ihr Kind genauso starke Schreizeiten hat, obwohl sie das Kind gleich nach der Geburt anlegen durfte.

In den PEKiP-Gruppen wird auch über die oft zwiespältigen Gefühle von Müttern und Vätern gesprochen. Zum Beispiel, wenn die Kinder nachts häufig aufwachen und die Eltern durch die ständige Ruhestörung aggressiv werden. Eine gute Beziehung zum Kind zu bekommen, gelingt eher, wenn auch negative Gefühle zugelassen und besprochen werden.

Auch das unterschiedliche Rollenverständnis der Partner ist ein Thema – wie sich die Paare damit auseinander setzen und welche Lösungen sie finden. Leider können viele Väter aus beruflichen Gründen nicht an den Gruppenstunden teilnehmen. Für Väter gibt es deshalb manchmal Angebote am Samstag. Manche PEKiP-Gruppenleiterinnen bieten auch Samstage oder Wochenenden für die gesamte Familie an. Es wird zusammen gespielt, gegessen und über Alltagsfragen gesprochen.

Oft führt die intensive Beschäftigung mit einem Thema auch zu Aktivitäten über die Gruppenarbeit hinaus.

«*Unsere Kinder sind jetzt fast drei Jahre alt. Seit der PEKiP-Gruppe sind wir zusammen. Wir Mütter treffen uns mit den Kindern einmal wöchentlich reihum. Als es jetzt losging mit den Anmeldungen zum Kindergarten, wurde uns gesagt, dass es dieses Jahr sowieso nichts mit einem Platz würde. Wir waren alle fertig, weil wir auch wieder anfangen wollten, uns nach Arbeit umzusehen. Wir haben einen Brief an den Bürgermeister geschrieben, sind ins Rathaus gegangen, haben unsere Kinder in sein Zimmer gebracht und haben ihm gesagt, dass wir das ab Sommer jeden Tag machen, wenn es nicht endlich mehr Kindergartenplätze gäbe. Allein hätte ich mich nur geärgert, aber nichts unternommen. Die ganze Aktion mit Presse hat uns richtig Spaß gemacht, und die Diskussion um einen neuen Kindergarten ist wieder in die Gänge gekommen. Ich glaube, es wird was» (Birgit, 33, technische Zeichnerin).*

So wie hier solidarisieren sich die Teilnehmerinnen in vielen Gruppen, auch bei den vielen Alltagsproblemen, z. B., wenn eine Mutter krank wird und sich die anderen Frauen um das Kind kümmern.

> **In den PEKiP-Gruppen versucht die Gruppenleiterin zu erreichen, dass sich die Teilnehmenden wohl fühlen und entspannen können. Dies gilt sowohl für die Erwachsenen als auch für die Kinder.**

Wir versuchen, sowohl auf die Bedürfnisse der Erwachsenen als auch die der Kinder einzugehen. Und die sind ja manchmal durchaus unterschiedlich.

Elke, 36 Jahre, verheiratet, ein Kind, vier Monate alt, sagte zu mir in der letzten Gruppenstunde «Wir sind heute total müde. Am liebsten würden wir wieder ins Bett gehen.»

Ich schaute beide an. Elke hatte Ringe unter den Augen und wirkte abgespannt. Mirco strahlte und war quicklebendig, was mich zu der Frage drängte: «Wer ist von euch beiden denn müde?» Elke schaute ihren Mirco an und sagte: «Du hast Recht, Mirco nicht, nur ich bin geschafft, weil er mich heute Nacht wieder viermal aufgeweckt hat. Ich bin wie gerädert.» – «Dann lass Mirco erst mal die anderen Kinder anschauen, und ruhe dich ein wenig aus.»

Mirco freute sich, nackt zu sein, lag auf dem Bauch und beobachtete fasziniert die anderen Babys. Als Elke sich ein wenig erholt hatte, spielte sie intensiv mit ihrem Sohn.

In der entspannten Situation in der Gruppe nehmen die Eltern die Bedürfnisse ihrer Kinder besser wahr als zu Hause, wo sie sich meistens um vieles gleichzeitig kümmern müssen. Durch den spielerischen Umgang von Erwachsenen und Kindern kann sich ein positives Verhältnis zueinander besser entwickeln.

Die PEKiP-Gruppenleiterin bemüht sich, die besonderen Fähigkeiten und Fertigkeiten der Einzelnen zu unterstützen. Durch die Spiele werden die Mütter sicherer im Umgang mit dem Baby und vertrauen stärker auf die Fähigkeiten ihres Kindes. Nur wenn das Kind sich emotional geborgen fühlt, kann es gut lernen. Das Kind auf dem Foto vergewissert sich, dass seine Mutter da ist und Blickkontakt hält.

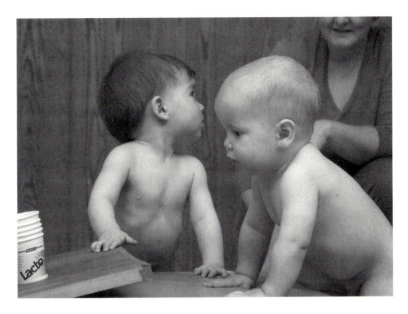

Nähe ist in diesem Alter sehr wichtig. Wenn eine Mutter aufsteht, bemerkt ihr Kind dies meist schnell und ist erst beruhigt, wenn es die vertraute Stimme hört und sieht, wo die Mutter jetzt ist.

Die Eltern vergleichen in der Gruppe die eigenen Kinder mit den anderen. Sie sind stolz, wenn ihr Kind motorisch gut entwickelt ist. Andere beruhigt es zu erfahren, dass ihr Kind sich «normal» entwickelt. Manche Eltern sorgen sich, wenn sie feststellen, dass ihr Kind sich nicht so viel bewegt wie die anderen. Jedes Kind hat seine Stärken und Schwächen. Die PEKiP- Gruppenleiterin sieht und verstärkt die positiven Eigenschaften der Kinder.

Wenn die PEKiP-Gruppenleiterin mit der Mutter gemeinsam das Baby beobachtet, stellt sie vielleicht fest, dass dieses Kind schon besonders differenziert «spricht» oder sich feinmotorisch besonders gut entwickelt oder sich besonders gut und lange auf eine Sache konzentrieren kann.

Was die Gruppe den Eltern gibt

Manche Kinder entwickeln sich langsamer, da sie von ihrer Mentalität eher ruhig sind und vielleicht auch eher ruhige Eltern haben.

Es kann auch aus verschiedenen Gründen eine Entwicklungsverzögerung oder -störung vorliegen. Die PEKiP-Gruppenleiterin bestärkt die Mutter dann darin, dies mit ihrem Kinderarzt zu besprechen.

Es ist zwar schmerzlich zu erfahren, dass das eigene Baby nicht immer das beste ist. Aber Eltern, die dies schon so früh erkennen und zulassen, ohne Leistungsdruck auszuüben, werden auch später ihre Kinder mit ihren Eigenarten und Schwächen besser akzeptieren können.

In der Gruppe freuen sich die Eltern an den Entwicklungsfortschritten des eigenen, aber auch der anderen Kinder. Konkurrenzverhalten wird weitgehend abgebaut.

Marianne V., 34 Jahre, Sozialarbeiterin, teilzeitbeschäftigt, Mutter von zwei Kindern, antwortet auf die Frage, warum sie mit dem zweiten Kind wieder in eine PEKiP-Gruppe geht:

«Zu Hause nehme ich mir einfach nicht genug Zeit für Jens. Ich habe Angst, dass die Große eifersüchtig wird, wenn ich mir viel Zeit für Jens nehme. Bisher stand sie ja immer im Mittelpunkt. Mittwochs am Vormittag kommt jetzt immer meine Mutter und beschäftigt sich mit Nicole, sodass ich hier ganz für Jens da sein kann und er auch Gleichaltrige um sich hat wie Nicole früher in der Gruppe auch. Darüber hinaus hat mir der Kontakt zu anderen Frauen sehr gut getan, sodass ich jetzt wiedergekommen bin.»

Die PEKiP-Gruppenleiterin zeigt den Müttern, welche Spiele sie in der entsprechenden Entwicklungsphase anbieten und wie sie die Beweglichkeit und die Sinne ihres Babys anregen können. Sie bemüht sich, jede Mutter individuell anzusprechen, damit diese sich ihrem Kind intensiv zuwendet. Sie erklärt der Mutter, nachdem sie beide das Kind beobachtet haben, wie sie seine individuelle Entwicklung im Moment am besten unterstützen und eigene Unsicherheiten abbauen kann.

Erst durch Wiederholungen werden Erfahrungen im Gehirn gespeichert.

Wenn die Mutter die Anregungen schon kennt, ist das gut. Für Kinder sind Wiederholungen wichtiger als immer wieder Neues, weil sie für den Aufbau des Gehirns unerlässlich sind.

Was die Gruppe den Kindern gibt

Die Babys freuen sich auf die PEKiP-Gruppe, besonders wenn sie ausgeschlafen sind. Deshalb ist es richtig, auch später zu kommen oder früher zu gehen, wenn das Kind müde ist. Bei regelmäßiger Teilnahme an den Gruppenstunden erkennen die Kinder nach einiger Zeit den Raum und die anderen Kinder und Erwachsenen wieder.

Falls die nächste Gruppenstunde erst 14 Tage später stattfindet, merkt man es den jüngeren Babys manchmal an, dass sie sich erst wieder eingewöhnen müssen. Ähnliches gilt für Kinder, die unregelmäßig an der Gruppe teilnehmen.

Die meisten Babys fühlen sich besonders wohl, wenn sie nackt ausgezogen werden. Sie bewegen sich dann kräftig und ausdauernd. Sie genießen es, dass die Mütter sich jetzt intensiv mit ihnen beschäftigen.

Welche Bedeutung haben die Anregungen für mein Kind?

Ich möchte das an folgender Anregung erläutern: Das Kind ist in aufrechter Haltung an uns gelehnt (vgl. S. 61 f.).

– Es lernt eine neue Körperhaltung und gewinnt Erfahrungen aus einem anderen Blickwinkel.
– Die Nähe und der Körperkontakt zur Mutter geben dem Kind Sicherheit. Es geht aus der Geborgenheit leichter auf Neues zu.
– Es balanciert sein Gleichgewicht aus und hält Kopf und Körper möglichst aufrecht.
– Es kann frei im Raum umherschauen.
– Das Kind bewegt Arme und Hände intensiv.
– Es reagiert auf die verschiedenen Babys und Erwachsenen unterschiedlich.
– Es nimmt Kontakt zu anderen Personen durch Anschauen und Berühren auf.

Schon am Ende des ersten Vierteljahres zeigt das Kind durch fröhliche Stimmung und Lachen, dass es die Gruppe mag. Es beginnt, auf die gleichaltrigen Kinder einzugehen. Die Kontakte der Kinder zueinander stellen einen weiteren Schwerpunkt der PEKiP-Gruppenarbeit dar.

Eine Untersuchung zu den Kontakten untereinander (Ruppelt 1986, S. 115–126) ergab hierzu Folgendes:

→ Die Kinder schauen andere Kinder intensiv an.
→ Sie verfolgen mit den Augen, was die anderen tun.
→ Ein Kind schaut ein anderes an und bewegt im Kontakt mit dem Kind seinen Kopf oder Körper, einen oder beide Arme in Richtung auf das andere Kind. Später robben oder krabbeln sie auf ein anderes Kind zu.
→ Die Kinder strecken die Arme nach einem anderen Kind aus, später greifen sie gezielt nach einem Kind.
→ Die Kinder schauen einander an und «sprechen» miteinander, indem sie Laute von sich geben.
→ Wenn ein Kind weint, «solidarisieren» sich die Babys häufig und weinen mit.
→ Die Kinder lächeln einander zu oder verständigen sich mit ihrer Mimik.

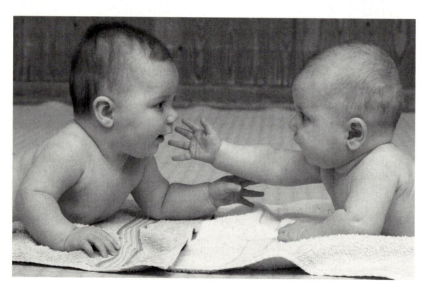

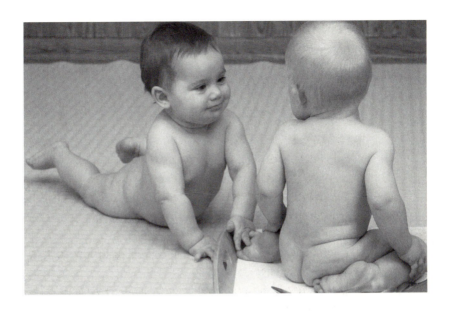

→ Die Kinder schauen sich voneinander Handlungen ab, indem sie einander zusehen, sich nachahmen und sich gemeinsam darüber freuen.

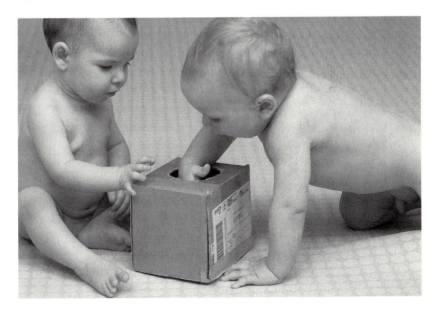

→ Die Kinder berühren sich mit Händen, Armen oder dem Körper. Da die Berührungen manchmal sehr stürmisch sind, lenken die Erwachsenen die Kinder zu behutsameren Bewegungen.

→ Die Kinder «spielen» gemeinsam, indem sie sich gegenseitig Spielzeug geben, wegnehmen und wiedergeben oder festhalten, wenn ein anderes Kind es haben will.

Es fasziniert mich immer wieder aufs Neue, wie aufnahmebereit die Babys sind und wie positiv sie miteinander umgehen.

Wie sieht ein PEKiP-Kurs in der Praxis aus?

Die PEKiP-Gruppe erstreckt sich über das gesamte erste Lebensjahr und wird in den meisten Einrichtungen auf zwei bis vier Kurse aufgeteilt. Die Kurse umfassen acht bis 15 Eltern-Kind-Treffen und darüber hinaus einen oder mehrere Elternabende. Die Gruppe bleibt normalerweise über das gesamte erste Lebensjahr zusammen. Sie besteht aus maximal acht Erwachsenen und ihren Babys. Mehr als 16 Personen und die damit verbundene Unruhe sind für Babys eine Überforderung. Die Gruppengröße gibt der Leiterin Gelegenheit, individuell auf alle Babys und Mütter einzugehen.

Zu Beginn des Kurses sollten die Babys vier bis sechs Wochen alt sein und die dritte Vorsorgeuntersuchung hinter sich haben. Mit dem frühen Beginn bekommen die Eltern schon fast von Anfang an Hilfestellung im Umgang mit dem Baby und kommen mit anderen jungen Eltern in Kontakt. Bei den Anregungen für die Kinder können die Neugeborenenreaktionen genutzt werden (z. B. Hand streicheln).

Der PEKiP-Kurs findet einmal wöchentlich statt und dauert eineinhalb Stunden. Es gibt keinen gemeinsamen Anfang und kein gemeinsames Ende, da die individuellen Bedürfnisse der Babys im Vordergrund stehen. Am Anfang bietet es sich an, die Kinder zu beobachten und ihnen Zeit zu lassen, sich gegenseitig und den Raum wieder zu erkennen.

Die Kurszeiten richten sich möglichst nach den Wachzeiten der Babys am Morgen oder Nachmittag. Wenn Kinder während der Gruppenstunde schlafen, werden sie möglichst nicht geweckt. Die Mutter unterhält sich dann mit den anderen Müttern und greift die Spiele, die angeboten werden, vielleicht zu Hause wieder auf.

Überhaupt ist es sinnvoll, die Spiele zu Hause zu wiederholen.

Der Raum, in dem die PEKiP-Gruppe stattfindet, wird genügend aufgeheizt, um den Babys die Möglichkeit zu geben, nackt zu spielen.

Auch behinderte Kinder können nach Absprache mit dem Arzt an einer PEKiP-Gruppe teilnehmen. Für die Eltern ist es einerseits entlastend, mit anderen über ihr Problem sprechen zu können. Andererseits ist es aber auch belastend, wenn sie die rasante Entwicklung der anderen sehen und die Fortschritte beim eigenen Kind gering sind.

Keine PEKiP-Gruppe in der Nähe?

PEKiP-Gruppen gibt es in vielen Orten in Deutschland und vereinzelt auch im Ausland. Adressen einer Gruppe in Ihrer Nähe können Sie vom PEKiP-Verein erfragen (s. S. 216).

Vielleicht gibt es in Ihrer näheren Umgebung keine PEKiP-Gruppen, oder die vorhandenen Gruppen sind bereits überfüllt.

Versuchen Sie dann auf anderen Wegen, junge Eltern mit Babys kennen zu lernen. Sprechen Sie Mütter mit gleichaltrigen Kindern beim Spaziergang, auf dem Spielplatz oder im Supermarkt an, und fragen Sie, ob sie interessiert sind, mal mit Ihnen zusammen spazieren zu gehen.

Heidrun, 31 Jahre, gelernte Buchhändlerin, ein Kind, 2 Jahre, erzählt einer Freundin: «Es ist fast ein Jahr her, dass mich eine Frau aus dem Nachbarhaus angesprochen hat, ob ich nicht Lust hätte, bei ihrer Spielgruppe mitzumachen. Ich finde es immer noch toll. Wir treffen uns einmal in der Woche mit vier Müttern und ihren Kindern reihum in den Wohnungen. Wir Mütter verstehen uns gut. Die Kinder kennen sich inzwischen gut und spielen mehr miteinander als am Anfang. Sie streiten nicht mehr so oft. Meine Tochter Carolin wäre ohne diese Gruppe bestimmt viel schüchterner.»

Wenn es Ihnen unangenehm ist, jemanden anzusprechen, fragen Sie beim Kaufmann, Kinderarzt, in der Drogerie oder Apotheke oder in Geschäften, in denen es Babysachen zu kaufen gibt, ob Sie einen Zettel anbringen dürfen, mit dem Sie Mütter mit gleichaltrigen Kindern für gemeinsame Spaziergänge und zum «Klönen» suchen.

Sie können sich auch an die Lokalzeitungen wenden. Veröffentlichen Sie einen kurzen Artikel über Ihre Situation und Ihre Wünsche. Geben

Sie Ihre Telefonnummer an; oder setzen Sie eine Anzeige in Zeitungen oder Zeitschriften, die Eltern lesen, durch die Sie mit anderen jungen Familien bekannt werden können. Lesen Sie selbst den Veranstaltungskalender und den Anzeigenteil.

> *Wenn Sie sich mit anderen Müttern / Vätern treffen,*
> ist es wichtig, dass die Gruppe ihre eigenen Regeln entwickelt. Diese können z. B. lauten:
> – Alle bestimmen selbst verantwortlich und gleichberechtigt in der Gruppe mit.
> – Die Ziele Ihrer Gruppe müssen klar sein. Wollen Sie eine Spielgruppe und / oder einen Elterngesprächskreis?
> – Die Treffen sollten regelmäßig an einem neutralen Ort stattfinden. Fragen Sie bei Kirchengemeinden, Kindergärten, Schulen, Jugendamt, DRK, AWO oder anderen Organisationen nach.
> – Stellen Sie in der Gruppe Ihre Fragen. Sie werden feststellen, die anderen Eltern sprechen ihre Probleme dann auch offen aus.

Historische Entwicklung des PEKiP

Die Anregungen und Spiele, mit denen wir die Kinder in der Entwicklung unterstützen, entwickelte der Prager Psychologe Dr. Jaroslav Koch, der sich in seinen Forschungen mit der Frage beschäftigte, welche Anreize für die Entwicklung des Babys wichtig sind.

Koch wurde 1910 in Wien geboren, wo er auch Psychologie studierte. Bis zu seinem Tod 1979 arbeitete er am Institut für Mutter und Kind in Prag. Er erforschte in den fünfziger Jahren die Entwicklung der Kinder in Kinderkrippen und stellte fest, dass dem ersten Lebensjahr eine besondere Bedeutung zukommt. Danach beschäftigte er sich nur noch mit der Entwicklung im ersten Lebensjahr sowohl in der Heim- als auch in der Familiensituation.

Die Ergebnisse seiner Forschungen zum «Einfluss der frühen Bewegungsstimulation auf die motorische und psychische Entwicklung des Säuglings» stellte er im Jahre 1969 bei einem Psychologenkongress in Tübingen vor.

«Wenn wir die verborgenen Entwicklungsmöglichkeiten in den Kindern wecken wollen, dann ist es nötig, mit dieser Arbeit gleich in den ersten Lebenstagen des Kindes zu beginnen. Je jünger das Kind ist, (...) desto größer ist die Wahrscheinlichkeit, dass es gelingt, eine latente Entwicklungsmöglichkeit zu realisieren. Die ersten Erziehungsreize in der frühesten Kindheit sind für die Entwicklung des Menschen ungeheuer wichtig: Sie haben eine große Bedeutung für die Formung seiner Persönlichkeit, seiner Fähigkeiten und Erfahrungen, und von ihnen hängt es besonders ab, ob eine bestimmte Entwicklungsmöglichkeit realisiert wird oder ob sie latent bleibt und später inhibiert (verschwinden) wird.» (Koch 1969, S. 414).

Koch wählte für seine Untersuchungen in seinen Forschungsarbeiten die Auswirkungen der Bewegungsstimulation und verfolgte die motorische und psychische Entwicklung der Kinder, mit denen er von den ersten Lebenstagen an spielte.

Nach Kochs Ansicht mangelt es Säuglingen heute an Bewegung. Gleich nach der Geburt wird den Babys die freie Bewegung erschwert, wenn wir sie lange ins Bett oder in den Kinderwagen legen, ihnen zu enge Kleidung anziehen oder sie fest wickeln. Koch stellte fest, dass ein nackter Säugling mehr Spontanbewegungen produziert als ein angezogener.

Koch ging bei seiner Bewegungsstimulation von einer «Transporthypothese» aus, die er folgendermaßen erklärte:

«Die Menschen der primitivsten Zivilisationen waren gezwungen, die Säuglinge dauernd herumzutragen; die Mütter ließen sehr wahrscheinlich nur sehr selten ihre kleinen Säuglinge irgendwo liegen. (...) Der Transport des Kindes stellte eine sehr intensive Bewegungsstimulation schon von den ersten Lebenstagen an dar. Das Heben, Tragen, Lage wechseln, Niederlegen usw. war für das Kind eine sehr ausgiebige Körperübung, und es musste dafür ausgestattet sein. (...) Es scheint, dass der Transport für den Säugling eine angenehmere und adäquatere Situation darstellt als das lange ruhige Liegen im Bettchen. Der Transport stellt neben dem Füttern eine Situation des engsten Kontaktes zwischen Kind und Erwachsenem dar, und er bietet mehr Gelegenheiten zu Orientierungsreaktionen als alle anderen Situationen.» (Koch, ebd., S. 416).

In den ersten drei Monaten wurden den Kindern, mit denen Koch arbeitete, Spiele angeboten, die die Transportsituation imitieren. Leider hatte Koch selbst nie die Idee, die Kinder im Tuch zu tragen.

Im zweiten Vierteljahr benutzte Koch hauptsächlich Anregungen, die Greif- und Stemmreaktionen hervorrufen.

«Nach dem sechsten Monat lernen die Kinder das Kriechen und zuletzt lernen sie Stehen, Gehen und Laufen.

Ein untrennbarer Bestandteil der ‹Bewegungserziehung› ist die Entfaltung der Feinmotorik der Hände.»

Bei den Anregungen geht es nie um ein bloßes Ausführen von Bewegungen: Die Spiele sind entweder ein Bestandteil der Orientierungstätigkeit (das Kind wendet z. B. den Kopf, um etwas zu sehen) oder ein Mittel der Zielerreichung (das Kind kriecht zu einem Spielzeug), oder sie sind in eine attraktive soziale Situation eingebaut.

«Wir benutzen nur solche Bewegungen, an denen das Kind aktiv teilnimmt – wir wenden keine Übungen an, bei denen mit dem Kind passiv und ohne seine aktive Teilnahme Bewegungen ausgeführt werden» (ebd., S. 415 f.).

Bei den Anregungen wird gewechselt zwischen einem Spiel mit Spielzeug und einem sozialen Kontakt zwischen Mutter / Vater und Kind. Während der Spielzeiten war für Koch eine negative Reaktion immer ein Signal zum sofortigen Unterbrechen des Spiels.

Koch spielte täglich während einer ganzen Wachperiode (ca. 30 bis 60 Minuten) mit diesen Kindern, die aus sozialen Gründen im Heim lebten. Nach dem Aufwachen wurden sie gefüttert und danach ganz ausgezogen. Der Raum wurde gut aufgeheizt.

Koch untersuchte von 1969–1972 drei Gruppen von Kindern.

Die erste Gruppe bestand aus zehn Kindern, die im Heim für Mutter und Kind lebten und mit denen Koch täglich spielte.

Die zweite Gruppe setzte sich aus Kindern zusammen, die in Familien lebten. In der CSSR konnten die Mütter schon damals das gesamte erste Lebensjahr bei ihrem Kind zu Hause bleiben, weil man erkannt hatte, wie wichtig in dieser Zeit stabile Bezugspersonen für die Kinder sind. Die Mütter bekamen Erziehungsgeld, wenn sie bestimmte Bedingungen erfüllten. So mussten einige Mütter beispielsweise regelmäßig ins Institut für Mutter und Kind kommen.

Sie wurden von Koch angeleitet, wie sie zu Hause mit ihren Kindern spielen sollten, und gleichzeitig wurden die Kinder in ihrer Bewegungsentwicklung untersucht. Die Resultate von 20 Kindern wurden für die Auswertung berücksichtigt.

Außerdem wurde eine Gruppe von Kindern regelmäßig untersucht, deren Mütter nicht besonders angeleitet wurden.

Die Kinder, mit denen systematisch gespielt wurde, entwickelten sich deutlich besser. Hauptergebnis von Kochs Untersuchungen war die Erkenntnis, *dass systematische und zielgerichtete, wissenschaftlich begründete, frühe grob- und feinmotorische Stimulation die Entwicklung des Kindes im ersten Lebensjahr positiv beeinflusst* (nach Koch 1976).

Die Kinder, mit denen regelmäßig gespielt wurde, entwickelten rasch einen regelmäßigen Rhythmus des Schlafens und Wachens. Sie zeigten eine überaus ausgeglichene, zufriedene Stimmung, waren während der Spielzeit aktiv und vergnügt. Die positive Stimmung wurde eine dominierende Eigenschaft ihres Verhaltens. Sie waren weniger krank als die anderen Kinder.

Von 1969 bis 1975 trat Koch mit seiner Arbeit an die Öffentlichkeit. Neben vielen populärwissenschaftlichen Aufsätzen, Broschüren und Monographien erschienen auch einige kurze Filme im Fernsehen.

Die Anfänge des PEKiP in der BRD

1964 lernte Christa Ruppelt Dr. Jaroslav Koch in Wien bei einem Kongress kennen. 1969 stellte Koch auf dem Psychologenkongress in Tübingen seine Forschungsergebnisse zur frühen Bewegungsstimulation vor. In ihrer Arbeit an einer Erziehungsberatungsstelle sah Christa Ruppelt, wie wichtig Prävention ist, also vorbeugend zu arbeiten, bevor die Probleme so massiv sind, dass eine Beratungsstelle aufgesucht wird.

Um Familien mit so jungen Kindern zu erreichen, erschien ihr die Arbeit von Koch als eine ideale Möglichkeit. Als Professorin an der Evangelischen Fachhochschule in Bochum (seit 1970) mit dem Schwerpunkt Entwicklungspsychologie gab sie die Forschungsergebnisse von Koch weiter. Und sie nahm Kontakt zu einer Familienbildungsstätte auf. Die Eltern aus den Kursen zur Säuglingspflege und Schwangerschaftsgymnastik wurden nach der Entbindung zusammen mit ihrem Säugling zu gemeinsamen Treffen eingeladen. So bot Christa Ruppelt Anfang 1973 in Zusammenarbeit mit Erika Roch erste Kurse für junge Eltern an, die bald stark nachgefragt wurden.

Christa Ruppelt sprach mich auf einem Treffen ehemaliger Studenten der FHS an, ob ich mich nicht an dieser Arbeit beteiligen wolle. Ich hospitierte bei ihr in einer Gruppe und begann an der Städtischen Familienbildungsstätte in Bochum 1975 erste Kurse mit dem Namen «Spiel und Bewegung» anzubieten.

Gleichzeitig bildete sich eine Gruppe von sechs Sozialpädagoginnen, Sozialarbeiterinnen und Pädagoginnen, die ihre Eltern-Kind-Gruppen-Arbeit mit Christa Ruppelt an der Fachhochschule reflektierten. Durch intensive Beobachtung in den Gruppen erkannten wir, wie wichtig es für Eltern ist, sich Zeit für das Kind zu nehmen, es zu beobachten, mit anderen Eltern Erfahrungen auszutauschen, und wie freudig die Kinder aufeinander zugehen. Daraus entstand eine neue Form pädagogischer Gruppenarbeit für Eltern mit ihren Kindern im ersten Lebensjahr.

Der Name Prager-Eltern-Kind-Programm entstand auf einem mehrtägigen Arbeitstreffen und zeigt, dass es sich beim PEKiP um eine spezielle Gruppenarbeit für Eltern mit ihren Kindern im ersten Lebensjahr handelt, mit den Schwerpunkten:

→ Kinder in ihrer Entwicklung unterstützen
→ Mutter / Vater-Kind-Interaktion fördern
→ Kontakte der Mütter / Väter intensivieren
→ Kontakte der Kinder anregen.

Diese vier Schwerpunkte stehen gleichbedeutend nebeneinander, wie es Dr. Hans Ruppelt (1935–1987), Professor für Erziehungswissenschaften an der Gesamthochschule Wuppertal, in dem ersten Artikel über das PEKiP beschreibt (Ruppelt 1978). Er führte mehrere wissenschaftliche Untersuchungen zum PEKiP durch (z. B. über die Kontakte der Kinder zueinander, 1985). Dr. Dana Kubani untersuchte in ihrer Dissertation 1998 anhand von Videoaufzeichnungen aus PEKiP-Gruppen das Verhalten der Mütter und Kinder zueinander und stellte fest, dass die Mütter im Laufe der Zeit immer sensibler auf die Kinder eingingen.

Die Nachfrage nach PEKiP-Gruppen nahm ständig zu, sodass unsere Initiatorengruppe 1978 beschloss, eine Fortbildung zur PEKiP-Gruppenleiterin über den Deutschen Berufsverband der Sozialarbeiter anzubieten. Im Jahre 1988 initiierte die Gruppe der Gründerinnen den PEKiP e.V., um der wachsenden Nachfrage zur Fortbildung von PEKiP-Gruppenleiterinnen mit einer eigenen Organisation nachzukommen.

An Fortbildungen zur PEKiP-Gruppenleiterin nahmen bisher bei unserem gemeinnützigen Verein und bei anderen Trägern wie der Arbeiterwohlfahrt, dem Deutschen Roten Kreuz, dem Deutschen Paritätischen Wohlfahrtsverband und ev. und kath. Bildungsträgern, dem Senat Berlin, dem Felsenweginstitut über 2300 sozialpädagogische Fachkräfte teil, von denen ca. 1600 im Moment Gruppen bei 860 Institutionen leiten.

Die Fortbildung gliedert sich in mehrere Blöcke, in denen die Theorie und Praxis des PEKiP und umfassendes Wissen über Kinder im ersten Lebensjahr und ihre Eltern vermittelt werden. Außerdem gehören zur Fortbildung mehrfache Hospitation in einer PEKiP-Gruppe und eine anschließende praxisbegleitende Supervisionsphase durch eine PEKiP-Ausbilderin. Zum Abschluss erhalten die PEKiP-Gruppenleiterinnen das PEKiP-Zertifikat.

> *Vertrauensgarantie*
>
> 1992 wurde der Name PEKiP® patentrechtlich geschützt.
>
> Wenn Sie an einer PEKiP-Gruppe teilnehmen, können Sie sicher sein, dass die Gruppenleiterin die dargestellte Ausbildung absolviert hat und somit befähigt ist, Sie und Ihr Kind in seinem ersten Lebensjahr qualifiziert zu begleiten.
>
> Gruppenleiterinnen, die keine PEKiP-Fortbildung haben, dürfen den Begriff PEKiP oder Prager-Eltern-Kind-Programm nicht verwenden.

Haben Sie Fragen zu PEKiP, können Sie sich gern mit einem ausreichend frankierten Rückumschlag oder per E-Mail an mich wenden:
  Liesel Polinski, Roonstr. 13a, 58239 Schwerte
  E-Mail: liesel.polinski@gmx.de,
  Homepage: www.polinski-pekip.de

Haben Sie Fragen zur PEKiP-Fortbildung, wenden Sie sich bitte an:
  PEKiP e.V., Heltorfer Str. 71, 47269 Duisburg
  Tel.: 02 03 / 71 23 30
  Fax: 02 03 / 71 23 95,
  E-Mail: pekip@t-online.de,
  Homepage: www.pekip.de

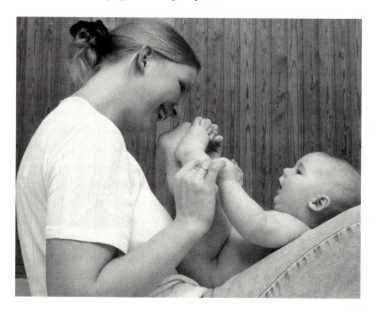

Literatur

Zitierte Literatur

Bodenburg, Inga: *Entwicklung*, in: Speichert, Horst; Schön, Bernhard: Das rororo Elternlexikon. Reinbek 1988 (rororo 7981)

Fortbildungsmaterialien des PEKiP e.V.

Kirkilionis, Evelin: *Ein Baby will getragen sein*, München 1999

Klaus, Marshall; Klaus, Phyllis: *Das Wunder der ersten Lebenswochen*, München 2000

Koch, Jaroslav: *Total Baby Development*, New York 1978

Koch, Jaroslav: *Der Einfluss der frühen Bewegungsstimulation auf die motorische und psychische Entwicklung des Säuglings*. Bericht über den 26. Kongress der deutschen Gesellschaft für Psychologie, Göttingen 1969

Koch, Jaroslav: *Unveröffentlichtes abschließendes Protokoll: Einfluss der frühen Bewegungssituation auf die motorische und psychische Entwicklung des Säuglings* (1976)

Kubani, Dana: *Mütterliches Verhalten als abhängige Variable im Prager-Eltern-Kind-Programm*. Dissertation im Fachbereich Psychologie an der Karlsuniversität zu Prag (1997)

Papoušek, Mechthild: *Vom ersten Schrei zum ersten Wort*, Bern 1994

Ruppelt, Hans: *Das Prager-Eltern-Kind-Programm*, in: Der Sozialarbeiter, 1/78

Ruppelt, Hans: *Interaktionen in frühester Kindheit*, in: Biermann / Wittenbruch, Soziale Erziehung, Heinsberg 1986

Stemme, Gisela; Eickstedt v., Doris: *Die frühkindliche Bewegungsentwicklung*, Düsseldorf 1998

Video zum Tragetuch: Hilsberg, Regina: *So trage ich mein Kind richtig*. Didymos Erika Hoffmann GmbH, Alleenstr. 8, 71638 Ludwigsburg, Tel.: 0 71 / 41 92 10 24, Fax: 0 71 / 41 92 10 26, E-Mail: info@didymos.de, Internet: www.didymos.de

Bücher mit Spielanregungen auch nach dem ersten Lebensjahr

Klein, Margarita: *Schmetterling und Katzenpfoten,* Münster 1999
Pousset, Raimund: *Fingerspiele und andere Kinkerlitzchen,* Reinbek 2000 (rororo 60 641)
Polinski, Liesel: *Kleine Kinder entdecken die Welt,* Reinbek 1998 (rororo 60 579)

Weiterführende Literatur zum ersten Lebensjahr

Brazelton, T. Berry; Cramer, Bertrand G.: *Die frühe Bindung,* Stuttgart 1994
Dornes, Martin: *Der kompetente Säugling,* Frankfurt a. M. 1993
Hilsberg, Regina: *Schwangerschaft, Geburt und erstes Lebensjahr,* Reinbek 2000 (rororo 60 829)
Kampmann, Gudrun; Nieder, Angelika: *Das wichtige erste Jahr,* München 1999
Largo, Remo: *Babyjahre,* München 1995
Liedloff, Jean: *Auf der Suche nach dem verlorenen Glück,* München 1999
Polinski, Liesel / Krüger, Katrin: *100 Fragen: Babys erstes Jahr,* Reinbek 2004 (rororo 61 726)
Pulkkinen, Anne: *Babys spielerisch fördern,* München 1999
Ruhl, Ralf: *Kinder machen Männer stark,* Reinbek 2000 (rororo 60 584)
Stern, Daniel: *Tagebuch eines Babys.* München, 1993
Zimmer, Katharina: *Das wichtigste Jahr,* München 1996

LIESEL POLINSKI

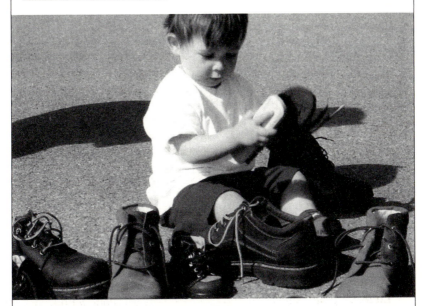

Was Eltern dazu beitragen können

KLEINE KINDER ENTDECKEN DIE WELT

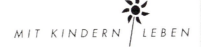

MIT KINDERN LEBEN

rororo

«Will selber machen»
— welche Mutter, welcher Vater kennt nicht diesen Satz. Und tatsächlich gelingt den Kleinen schon viel mehr, als Eltern ihnen zunächst zutrauen: Wenn Kinder am Alltag der Erwachsenen teilnehmen können, sammeln sie die für ihre Entwicklung wichtigen Erfahrungen, vervollkommnen ihre Grob- und Feinmotorik und erproben eigene Handlungsmuster. Die Autorin des erfolgreichen PEKiP-Buches «Spiel und Bewegung mit Babys» hat diese Möglichkeiten in ihren Spielgruppen erprobt und in zahlreiche Spielanregungen umgesetzt. Die vielen Fotos von Eva Potthoff zeigen, welchen Spaß die kleinen Kinder dabei haben.

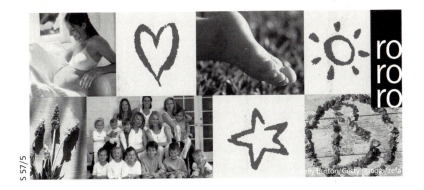

Mit Kindern leben – Schwangerschaft, Geburt, Baby

Kompetente Ratschläge, Tipps und Antworten

A. Christine Harris
Mein Schwangerschaftstagebuch
Die 266 Tage vor der Geburt des Kindes. rororo 60750

A. Christine Harris
Mein Baby-Tagebuch
Die ersten 365 Tage. rororo 62085

Ines Albrecht-Engel (Hg.)
Geburtsvorbereitung
rororo 61724

Regina Hilsberg
Schwangerschaft, Geburt und erstes Lebensjahr
Ein Begleiter für werdende Eltern
rororo 60829

Bettina Mähler/Karin Osenbrügge
Die ersten Wochen mit dem Baby
rororo 61704

Beate Daas/Britta Ludwig
Was mein Baby essen soll
Gesunde Ernährung für Säuglinge und Kleinkinder. rororo 62336

Liesel Polinski
PEKiP: Spiel und Bewegung mit Babys
rororo 60972

Gisela Brehmer
Aus der Praxis einer Kinderärztin
rororo 62285

Ursula Karven u. a.
bellybutton – Das große Schwangerschaftsbuch

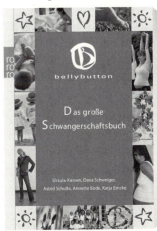

rororo 61913

Weitere Informationen in der Rowohlt Revue oder unter www.rororo.de

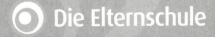

Die PEKiP®-DVD

Spiele und Bewegungsanregungen für das erste Lebensjahr

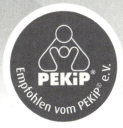

Liesel Polinski
Katrin Krüger

• Signale richtig deuten
• die Entwicklung kompetent unterstützen
Bonusmaterial:
Bindetechniken für Tragetücher

das erste Lebensjahr